糖尿病足的筛查与管理

主审 ◎ 周佩如
主编 ◎ 刘雪彦　陈庆玲

辽宁科学技术出版社
LIAONING SCIENCE AND TECHNOLOGY PUBLISHING HOUSE
拂石医典
FU SHI MEDBOOK

图书在版编目（CIP）数据

糖尿病足的筛查与管理 / 刘雪彦，陈庆玲主编．—沈阳：辽宁科学技术出版社，2022.6
ISBN 978-7-5591-2560-6

Ⅰ．①糖…　Ⅱ．①刘…②陈…　Ⅲ．①糖尿病足—诊疗　Ⅳ．① R587.2

中国版本图书馆 CIP 数据核字（2022）第 098424 号

出版发行：辽宁科学技术出版社
北京拂石医典图书有限公司
地址：北京海淀区车公庄西路华通大厦 B 座 15 层
联系电话：010-57262361/024-23284376
E-mail：fushimedbook@163.com
印 刷 者：北京天恒嘉业印刷有限公司
经 销 者：各地新华书店

幅面尺寸：170mm×240mm
字　　数：191 千字　　印　　张：12.5
出版时间：2022 年 6 月第 1 版　　印刷时间：2022 年 6 月第 1 次印刷

责任编辑：李俊卿　　责任校对：梁晓洁
封面设计：潇　潇　　封面制作：潇　潇
版式设计：天地鹏博　　责任印制：丁　艾

如有质量问题，请速与印务部联系　　联系电话：010-57262361

定　　价：68.00 元

编委会名单

主　审　周佩如

主　编　刘雪彦　陈庆玲

副主编　周　燕　黄洁微　胡申玲

编　委　（按姓氏汉语拼音为序）

陈庆玲　陈晓宇　洪　杰

胡申玲　黄洁微　瞿良琴

李宁宁　李艳萍　廖洋洋

刘倩影　刘雪彦　刘　艳

刘宜菀　马芳婷　唐美丽

徐玲丽　叶倩呈　余艳梅

张敏娜　赵宛鄂　周佩如

周　燕

序

随着全球范围内糖尿病发病率的不断升高，糖尿病已成为人类当前和今后相当长时间内的主要公共卫生问题。而糖尿病足是糖尿病慢性并发症之一，由于糖尿病足的治疗周期长、治疗费用高，给患者、家属以及社会带来了沉重的负担。对于糖尿病足的研究，目前已成为国内外相关领域的热点。如何更好地开展糖尿病足的预防教育、足部高危因素的筛查与处理以及糖尿病足患者的健康管理，延缓糖尿病患者足病的发生、发展，减少由糖尿病足所带来的截肢、死亡，是广大糖尿病管理相关医护人员需要共同面对的问题。

护理人员需要了解糖尿病足相关的发病机制及目前的糖尿病足管理现状，这样才能更有针对性地进行足部护理。我很高兴看到暨南大学附属第一医院自2006年以来通过开展糖尿病神经病变的筛查，在全院范围内进行糖尿病联络护士的糖尿病足高危因素筛查的培训，在全院各病区开展糖尿病足的筛查，积累了相关经验与数据。并于2015年成立了暨南大学附属第一医院/糖尿病足中心，进行了一系列糖尿病足的筛查及诊疗工作，其护理工作尤其突出，设计了《糖尿病足护理单》，进行糖尿病周围神经病变及血管病变的筛查，进行足部危险因素的筛查与管理，并配有专门的伤口造口师进行糖尿病足伤口处理与随访，这吸引了广东省内糖尿病足患者前来就诊。

2020年联合国糖尿病日主题是“护士与糖尿病”，说明应强化护理工作者在糖尿病健康管理中的作用。但糖尿病足的预防与诊疗，需要多学科的治疗护理团队。在国外，已经有成熟的足病专科医生及足病护理师培养体系，而国内尚没有专门的足病专科医生，只有零星的医院在职培养足病护理师，这样显然不能满足日益增多的糖尿病足患者的诊疗需求。

在糖尿病足筛查中足部护理师发挥着重要的作用，因此我国迫切需要培养足病护理师的队伍，以满足糖尿病足患者的需要。广东省护士协会在全国范围内率先成立了足病治疗护士分会，并与糖尿病护士分会联合举办了多次培训班，将先进的理念带给了前来参会的广大医护人员，也推广了糖尿病足智能化管理平台的应用。

随着大数据时代的到来，护理工作者也在积极推动“互联网+糖尿病足管理”，也取得了很好的效果。但是糖尿病足智能化管理也有一定的局限性，其安全性和有效性还有待大样本量的人群去验证，还有很长的路要走。

本书编者均长期工作在临床一线，专注于糖尿病足高危因素筛查与管理，她们在本书中分享的内容非常值得借鉴。本书内容涵盖了糖尿病足领域的一些临床实践与科学研究，对糖尿病足管理有较好的指导作用。

希望每一位关注糖尿病足领域的护理学生、研究生、专科护士都能通过阅读本书，提高对糖尿病足筛查和管理的认识，造福于广大患者。

广东省护士协会糖尿病护士分会会长　**周佩如**

2022 年 2 月

前言

糖尿病是一种严重的公共健康问题。而糖尿病足因病程长、治疗难度大、致残率及截肢率高、治疗费用昂贵，给糖尿病患者、家庭和社会带来了沉重的经济负担。早期筛查、防治糖尿病足危险因素对避免和延缓糖尿病足的发生具有重要意义。国际糖尿病足工作组（IWGDF）指出，预防糖尿病足发生的首要办法是对糖尿病高危足患者进行常规筛查和管理。

由于国内医疗水平和资源不均，某些二甲及偏远地区的三甲医院还没有开展糖尿病足筛查与管理工作。自 2006 年开始，暨南大学附属第一医院开启糖尿病足的筛查与管理，已积累了丰富的经验，并取得了良好的效果，连续多年开展广东省糖尿病足高危因素的筛查与分级管理继续教育项目培训，获得了广大医护人员的认可。为了与广大医护人员分享经验，我们特编写了此书。

本书共分五章，第一章为糖尿病足的概述，简要说明了糖尿病足的流行病学及危害；第二章为糖尿病足的筛查，重点阐述了糖尿病足高危因素的筛查技术和相应工具；第三章为糖尿病足患者的健康管理，介绍了糖尿病足患者伤口评估、换药的流程、敷料的选择及患者的预后；第四章重点说明糖尿病足多学科合作团队的组建及分工；第五章介绍了糖尿病足智能化管理平台的开发和应用。

本书编者均为临床一线工作者，在繁忙的临床护理工作之余以敬业的态度编写，在此感谢所有编写人员的辛勤付出。此外，主审更是以科学严谨的态度不断指导、修改并完善，为此书倾尽全力。本书得以与读者见面是对全体参编和审校人员的最好回报。

编　者

2022 年 2 月

目 录

第一章
糖尿病足的概述

糖尿病足是周围神经病变、周围血管病变、足部压力学改变及局部感染等多种因素相互作用的结果，是糖尿病严重的慢性并发症之一，是糖尿病非外伤截肢的最主要原因。轻者表现为皮肤的干燥、发凉和疼痛；重者可引发足部的溃疡、坏疽或截肢，甚至死亡。

第一节　糖尿病足及相关定义

糖尿病（diabetes mellitus, DM）是一种以长期高血糖为特征的代谢性疾病，是由于胰岛素分泌和（或）作用缺陷所引起，目前已成为继心脑血管疾病、恶性肿瘤之后的第三大严重危害人类健康的非感染性疾病。糖尿病可以引起一系列的并发症，包括大血管并发症如脑卒中、心脏病、下肢血管病变甚至截肢等，微血管并发症如糖尿病眼底病变、糖尿病肾病，另外还有周围神经病变。糖尿病足（diabetic foot, DF）是一种严重的糖尿病慢性并发症，它包括与神经障碍相关的深部组织病变和下肢血管病变（PVD）。由于糖尿病的患病率增加和糖尿病患者的预期寿命延长，糖尿病足的发病率还在不断增加。

世界卫生组织对糖尿病足的定义：下肢远端神经异常和不同程度周围血管

病变相关的足部溃疡、感染和（或）深层病变。

一、糖尿病高危足

糖尿病高危足是指糖尿病患者足部并发有严重的周围神经病变、自主神经病变和周围血管病变，有发生足溃疡的危险，但尚无破溃的糖尿病足。这种表述上和瓦格纳（Wagner）分级中糖尿病足0级的表述是一致的。糖尿病高危足临床表现为皮肤无开放性病灶，常表现为四肢末端供血的缺乏，患肢（足）颜色紫暗或发白，自觉皮肤发凉、麻木、刺痛或灼痛，常兼有足趾或足的畸形表现。2011年国际糖尿病足工作组《糖尿病足处置和预防指南》介绍：根据危险程度将糖尿病高危足分为三种，即无感觉神经病变；感觉神经病变；感觉神经病变和（或）足部畸形或骨性突出、周围缺血、既往有足溃疡或截肢史。

二、胼胝

糖尿病患者容易发生胼胝且不易被发现，往往由于未能得到及时处理和压力作用而导致足溃疡的发生。在正常情况下足部可承受100 kg/cm^{2}的压力，由于糖尿病患者末梢运动神经障碍而使足底组织张力减低，所以患者在行走时承受超过正常人4～10倍的压力和剪切力就会使毛细血管关闭，从而使足跟、第一和第五跖趾关节三大持重部位出现神经性溃疡。胼胝多因跖骨和趾骨高低不平的骨突引起，由于皮肤长期受压或摩擦而形成局限性扁平角质增厚块，呈蜡黄色，质坚，表面皮纹清晰可见，可有轻度压痛，感觉迟钝。胼胝是最重要的溃疡前期损伤，由于自主神经病变导致出汗减少，神经性足胼胝通常坚硬、干燥，如果因忽视而让其逐渐生长，会导致胼胝下组织压力性坏死，形成溃疡。神经性缺血性足胼胝比较薄，比较“光滑”，很少引起溃疡。

三、夏科神经骨关节病

夏科神经骨关节病，也称为夏科足（Charcot foot），糖尿病神经骨关节病，

是一种累及足和踝部骨、关节及软组织的疾病，早期表现为炎症，感染未控制可出现不同程度、不同类型的骨破坏，关节的半脱位或脱位及畸形。多种因素（包括糖尿病本身、感觉神经病变、自主神经病变、创伤、骨代谢异常等）相互作用可引起夏科足，但是糖尿病性神经病变是导致夏科足的最常见原因。其典型的畸形为足中部塌陷，称作“舟状”足，这种表现也可发生在其他关节或并有其他的临床表现。急性期（活动期）通常表现为疼痛和不适感觉，但与具有正常感觉的相同程度的病变相比，夏科足患者的疼痛或不适程度明显减轻。夏科足发病年龄通常为 50 ～ 60 岁，80% 患者至少有 10 年的糖尿病病史，严重的患者中双侧病变占 9%。

四、高弓足

高弓足是儿童颇为常见的足畸形，多为神经肌肉性疾病引起的前足固定性跖屈，从而使足纵弓增高。有时合并后足内翻畸形，偶见原因不明者，可称为特发性高弓足。本病发病原因非常复杂，其中约 80% 是神经肌肉性疾病，致使足横弓降低的动力性因素如胫前肌和（或）小腿三头肌肌力减弱，以及足跖侧内在肌挛缩，从而造成足纵弓增高。这些神经肌肉性疾病可发生在大脑锥体系、脊髓皮质束、脊髓前角细胞、周围神经和肌肉等不同水平，常见的疾病包括脊髓灰质炎、大脑性瘫痪、脑脊髓脊膜膨出、神经管闭合不全；另一些疾病则比较少见，如脊髓纵裂、脊髓拴系综合征、夏科 - 马里 - 图思（Charcot-Marie-Tooth）病等。

五、踇外翻

踇外翻是指踇趾骨和第一跖骨之间关节倾斜超过 15°。踇外翻可由多种情况所造成，如遗传，经常穿着高跟、尖头鞋，使踇趾过度外翻。另外，扁平足患者较容易形成踇外翻。女性患者多于男性，多见于中老年女性。踇外翻常呈对称性，踇趾的跖趾关节轻度半脱位，内侧关节囊附着处因有牵拉，可有骨赘形成，第一跖骨头的突出部分因长期受鞋帮的摩擦而使局部皮肤增厚，并可在该处皮下产生滑囊，如红肿发炎，则称为踇滑囊炎，严重者踇趾的跖趾关节可产生骨关节炎，引起疼痛。第二、三跖骨头跖面皮肤因负担加重，形成胼胝，第二趾近侧趾骨间关节处背侧皮肤因与鞋帮摩擦可形成胼胝或鸡眼。主要表现为足部畸形和疼痛。其畸形表现为足踇趾外翻，向其他脚趾方向偏斜，而足踇趾根部的跖骨头明显突出；畸形严重时，趾骨头突出处可呈半球形，第二足趾也因为挤压而向足背面突出。大多数畸形严重的患者都会出现不同程度的疼痛。疼痛主要是因为跖骨头的突出部分长期受鞋帮的挤压、摩擦，使得局部皮肤增厚、骨质增生，并可在该处皮下产生滑囊、滑囊炎，引起红肿、疼痛。

糖尿病足强调“预防重于治疗”。虽然糖尿病足治疗困难，但如果能提前预防发病因素则比较有效。应对所有糖尿病患者每年进行全面的足部检查，检查其有无畸形、胼胝、高弓足、踇外翻、夏科神经骨关节病、溃疡和皮肤颜色变化，有无足病危险因素。

（周　燕　李艳萍　赵宛鄂　刘倩影）

第二节　糖尿病足的流行病学

一、糖尿病足相关背景情况

糖尿病足是糖尿病严重的慢性并发症之一，治疗费用高，严重者会导致截肢和死亡。我国 14 省市 17 家三甲医院的调查结果显示，2018 年住院慢性创面的常见原因为糖尿病与感染，2007—2008 年为糖尿病与创伤，而 1996 年糖尿病仅占慢性创面病因的 4.9%，提示目前我国慢性皮肤创面的病因与发达国家相似。新近调查发现，我国 50 岁以上糖尿病患者 1 年内新发足溃疡的发生率为 8.1%，

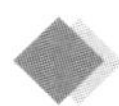

治愈后的糖尿病足溃疡（diabetic foot ulcers，DFU）患者1年内会有不同程度的足溃疡的再发生。2010年的调查显示，我国三甲医院中，糖尿病所致截肢占全部截肢的27.3%，占非创伤性截肢的56.5%；2012—2013年的调查发现，我国DFU患者的总截肢（趾）率降至19.03%，其中大截肢率2.14%，小截肢（趾）率16.88%；DFU患者年死亡率为14.4%，而截肢（包括大截肢和小截肢）后的5年死亡率高达40%。因此，预防和治疗足溃疡可以明显降低截肢率及死亡率。

二、糖尿病足溃疡的发病率和患病率

2016年全球糖尿病患者中，足部溃疡的患病率达6.3%。根据国际糖尿病基金会2015年的数据预测，全球每年约增加910万～2610万糖尿病足溃疡患者。糖尿病患者一生中发生足溃疡的比例有可能超过25%，这一比例随着糖尿病病程的延长、糖尿病控制程度不佳而逐渐增高。不同种族、国家之间，糖尿病足的发病率、足溃疡的好发部位差异较大，全球糖尿病足患病率为3%（大洋洲）～13%（北美洲），全球平均患病率为6.4%，我国的发病率为8.57%。这提示不同的生活方式、经济发展水平、文化教育程度对糖尿病足有相当大的影响。我国由于患者的流动性大、糖尿病足患者在不同临床科室进行诊疗等因素，目前尚无糖尿病足的总体流行病学资料统计。一项多中心调查显示，糖尿病足溃疡占慢性创面总数不到5%。另有调查显示，糖尿病足溃疡占慢性创面的32.6%。这些调查结果提示，我国糖尿病足的发生率随着糖尿病发病率的攀升在增长，另一方面说明糖尿病足的治疗率也在增加。

1型糖尿病和2型糖尿病同样可以导致糖尿病足，但其发病率并不相同。1型糖尿病患者足溃疡发生率为1.7%～3.3%，而老年2型糖尿病足溃疡发生率为5%～10%。在糖尿病患者中，5个溃疡中有4个是因为外伤而诱发或恶化。我国多中心研究的资料显示，50岁以上糖尿病人群下肢动脉病变的比例为19.47%。单中心研究的资料显示，60岁以上糖尿病人群下肢动脉病变的比例为35.36%。北京地区多中心研究显示，2型糖尿病下肢血管病变发生率高达 90.8%，其中重度以上者占 43.3%。糖尿病患者的双下肢病变呈对称发展。

三、糖尿病相关的下肢截肢发病率和患病率

糖尿病足部溃疡的严重结果是截肢，导致巨大的经济损失和死亡。糖尿病足在许多国家已成为截肢的首位原因。调查显示，全球约 1.5 亿糖尿病患者中有超过 15% 的患者将在其生活的某一时间发生足溃疡或坏疽。《糖尿病足预防指南》指出，下肢部分或全部截肢通常发生在足部溃疡基础之上，在所有糖尿病相关的低位远端截肢中，85%是由于足溃疡引发。在所有的非外伤性低位截肢手术中，糖尿病患者占 40%～60%。与非糖尿病患者相比，糖尿病患者的截肢数量要高出 10～20 倍。由于糖尿病所致，每 30 秒在世界上某个地方就有人的下肢或下肢的一部分被截肢。在高收入国家，糖尿病患者足部溃疡的年发病率约为 2%（是非创伤性截肢的最常见原因），约有 1% 的糖尿病患者遭受下肢截肢；在中低收入国家，足部溃疡和截肢更为常见。一些国家和组织，如世界卫生组织和国际糖尿病联盟明确地将截肢率降低 50%以上作为目标。有研究表明，有效的预防措施可显著减少糖尿病足及截肢的比例，甚至可以避免 50%的截肢率。

四、糖尿病足相关的医疗费用

糖尿病足是糖尿病的重要慢性并发症，具有发病率高、致残率高、死亡率高及治疗费昂贵的特点。糖尿病患者的足病变是糖尿病患者住院的常见原因。糖尿病足患者相对于一般糖尿病患者，住院时间更长，经济负担更重。在用于糖尿病的医药费用中至少有 1/3 是用于糖尿病足的治疗康复、护理。糖尿病足溃疡治愈患者第 1 年的再发溃疡率为 30%～40%；与没有足部溃疡的糖尿病患者相比，有足部溃疡的糖尿病患者其治疗费用在第一次发作时要高出 5.4 倍，在第二次发作时要高出 2.6 倍。而且在足部溃疡患者中，治疗溃疡等级最高的

费用比治疗等级最低的费用高 8 倍。

全球范围内，每个糖尿病足患者的年均治疗成本为 8659 美元。2012 年，美国糖尿病协会的报告指出：美国每年花费 1760 亿美元用于糖尿病防治，其中 1/3 用于下肢并发症的相关治疗。在发达国家，糖尿病患者平均截肢费用需要 35 000 ～ 45 000 美元，即使在发展中国家，糖尿病足患者截肢也需要 5000 美元，为患者带来极大的痛苦及死亡风险，也为社会带来巨大的医疗成本。在非洲，迫于经济压力，10% 需要外科手术的糖尿病足患者死于家中。对我国 14 家三甲医院进行调查显示：糖尿病足患者平均每年住院天数为 26 天，住院费用约为平均住院费用的 4 倍，是治疗花费中最多的。

（周　燕　李艳萍　赵宛鄂　刘倩影）

第三节　糖尿病足的发病机制

一、糖尿病足的危险因素

（一）糖尿病足的全身危险因素

1. 糖尿病控制不良

糖尿病患者长期的高血糖状态不仅可以导致周围神经病变、周围血管病变及足部关节等组织遭受到损伤，还可以使皮肤变薄，抗张力、压力的能力减弱，导致皮肤容易受到损伤。如果存在周围感觉神经病变，那么这种损伤更容易发生。

2. 糖尿病病程和年龄

研究显示，病程 10 年以上的糖尿病患者更易并发糖尿病足，糖尿病病程越长，年龄越大，则发生糖尿病足溃疡的概率越大。研究显示，年龄大于 65 岁、病程超过 15 年的糖尿病患者患糖尿病足溃疡的机会明显增加。

3. 其他

许多文献显示，当糖尿病患者视力受损或失明，合并糖尿病肾病、糖尿病护理知识缺乏、独居、治疗依从性差、低教育水平、低收入、缺乏运动、离异等均是糖尿病足溃疡的危险因素。代谢紊乱如低甘油三酯、低胆固醇，高密度脂蛋白胆固醇降低与低密度脂蛋白胆固醇水平升高等脂代谢异常，低白蛋白血症、高尿酸血症、贫血、肥胖等均是糖尿病足发生的危险因素或是独立危险因素。血清胆红素、胱抑素 C 及纤维蛋白原水平也与糖尿病足发病及严重程度相关。吸烟是周围动脉疾病重要的危险因素，周围动脉病变与糖尿病足发生直接相关，因此戒烟对于预防足病非常重要。

（二）糖尿病足的局部危险因素

1. 糖尿病周围神经病变（diabetic peripheral neuropathy, DPN）

DPN 是糖尿病足发生的重要危险因素。运动神经病变影响了足部肌肉的牵张力，使足部肌肉萎缩并改变了足底受力部位，导致足畸形，如爪形趾、锤状趾等。感觉神经受损，保护性感觉丧失，使足部对外界压力、异物或冷热反应性和抵御能力下降而易受伤，形成溃疡。自主神经病变使患者皮肤泌汗功能减弱，从而出现足部皮肤干燥皲裂，易引发细菌感染。运动神经、感觉神经及自主神经病变可以分别或共同成为糖尿病足发生的危险因素，影响糖尿病足的预后。

2. 糖尿病周围血管病变

糖尿病患者不仅出现周围动脉硬化、钙化和狭窄，还伴发微血管病变和微循环障碍，使下肢血流量减少，组织缺氧和营养成分供给不足，出现下肢发凉、疼痛和间歇性跛行，严重供血不足者可致溃疡、肢体坏疽。我国 50 岁以上糖尿病下肢动脉病变（lower extremity arterial disease, LEAD）的患病率为 21.2%，且随着年龄增长患病率也随之增加，单纯下肢血管病变引起的糖尿病足溃疡约占 24%。

3. 截肢（趾）病史

既往有足溃疡史者，再次发生足溃疡的危险是无足溃疡史者的 13 倍，截肢（趾）的风险是无足溃疡史者的 2.0 ～ 10.5 倍。有截肢史者，50% 以上在 5 年内需要进行第二次截肢。

4. 足底压力异常

足底压力增高是糖尿病足溃疡发生的独立危险因素。长时间足底压力过高，导致足底局部缺血和组织分解，产生炎症，进而形成糖尿病足溃疡。夏科神经骨关节病、畸形足、胼胝、不合适的鞋袜都可以引起足的生物力学（压力）异常而导致糖尿病足溃疡的发生。其他如嵌甲、水疱、出血及真菌感染均为糖尿病足溃疡的前期病变，也是糖尿病足溃疡发生的强烈预测因素。

5. 下肢静脉功能不全

糖尿病患者发生下肢静脉性溃疡时，感染概率增加，治疗与愈合的困难性增加，因此，糖尿病足溃疡发生的概率增加。

如果糖尿病患者没有这些危险因素，则出现糖尿病足的危险性明显降低。糖尿病足高危患者是指目前没有足部溃疡者，但根据国际糖尿病足工作组（International Working Group on the Diabetic Foot, IWGDF）的诊断标准，有确定的糖尿病，并具有上述局部危险因素中的 1 条或几条，如外周神经病变、足部畸形、外周血管病变、糖尿病足部溃疡病史、部分足的截肢史或腿部截肢史等。这些糖尿病足高危患者相当于糖尿病足 Wagner 分级中的 0 级患者，在糖尿病患者人群中占有很高的比率。对这些危险因素进行积极的预防性处理，对于预防糖尿病足的发生具有十分重要的意义。

二、糖尿病足溃疡的发病机制

糖尿病足是以糖代谢紊乱为前提的综合因素作用的结果。其发生过程主要经过糖尿病→代谢异常→神经病变、血管病变→感染、坏死溃烂。糖尿病代谢异常引起的高血糖、高血脂及其所产生的代谢产物，一方面可致神经轴突、神

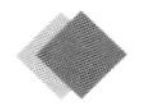

经鞘膜及施万细胞变性致使感觉神经、运动神经、自主神经功能障碍，导致感觉缺失、皮肤干裂、组织抵抗力降低而易于感染坏疽；另一方面可使血小板聚集力增强、血液黏稠度增加，促进动脉粥样硬化及血栓形成，使血管腔狭窄或闭塞，导致肢端缺血坏死溃烂。缺血及神经损伤又使局部组织愈合能力、抗感染能力降低，因而伤口不易愈合。

1. 糖尿病周围神经病变

糖尿病周围神经病变是糖尿病神经病变最常见的临床表现，周围神经病变是导致糖尿病足溃疡发生最常见的原因之一。糖尿病周围神经病变分为痛性神经病变和无痛性神经病变。痛性神经病变主要表现为针刺、烧灼、刀割、虫咬或蚁行、钝痛等各种痛觉和痛觉过敏，对患者生活质量影响很大；无痛性神经病变临床多见，初期表现为感觉障碍，逐渐发展为保护性痛觉丧失，是糖尿病足发病的重要诱因。周围神经病变可致韧带松弛，在失去痛觉保护的情况下，长期负重活动，破坏骨与关节，出现足畸形，即夏科足，导致足部受力点发生变化，改变足底受压部位，导致某一部位切应力增加，出现微撕伤，骨凸起部位受压迫易形成溃疡，加之皮肤感觉功能障碍，小的皮肤损伤不易发觉，久而久之发展为溃疡，创面不易愈合或愈合延迟，如果护理不当，严重者则出现局部坏疽，甚至截肢。

2. 糖尿病周围血管疾病

糖尿病患者并发周围血管病变最易累及下肢血管，引起足部供血障碍。初期症状并不明显，主要表现为足部温度低，足背动脉搏动减弱甚至消失，易被患者忽视，后期病情逐步加重，足部皮肤变薄、萎缩、溃疡甚至坏疽，最终导致糖尿病足的形成。铁元素是人体必需的微量元素，铁过量是导致糖尿病发病的原因之一，铁过量可引起胰岛细胞氧化损伤，降低脂联素的表达，抑制肝糖原的合成。由于糖尿病患者处于慢性炎性状态，炎症因子影响铁代谢稳态。有学者研究发现，铁代谢与周围血管病变亦存在相关性，铁作为人体内脂质过氧化反应的催化剂，在氧化应激反应中充当重要角色。铁蛋白参与胰岛素抵抗，

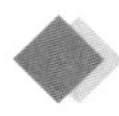

但发病机制尚不明确，有待进一步研究。无论是糖尿病患者还是非糖尿病患者，周围血管病变累及股动脉和髂动脉的概率是相同的，但糖尿病患者受累血管多为腓部、胫部血管和足部血管。下肢动脉斑块发病率最高为足背动脉，在下肢动脉中最易发生血管狭窄。

3. 感染

感染是糖尿病足溃疡的独立危险因素。糖尿病患者多数年龄较大，自身处于高血糖状态，免疫系统防御机制低于正常人群，更容易发生感染。如果足部创面护理不到位，深部感染同时累及骨组织，并有深部脓肿或骨髓炎，可能存在截肢风险。糖尿病足患者若血糖水平难以控制在正常范围内，且全身血液循环不良，则极易发生感染。若足部感染合并下肢血管病变，组织缺血缺氧，有益于厌氧菌生长，致使感染不断加重，进而导致糖尿病足溃疡的发生。

4. 代谢紊乱

糖尿病足的发生与糖化血红蛋白、总胆固醇、低密度脂蛋白的水平均密切相关。有研究表明，视黄醇结合蛋白的水平与糖尿病足的病程相关。视黄醇结合蛋白是一种与胰岛素抵抗有关的脂肪因子，糖尿病足患者血清中视黄醇结合蛋白的水平会随着病情的加重而明显升高。

5. 足部压力及足部组织结构的改变

长期足部压力异常所致的皮肤营养性毛细血管受压，或由于鞋袜穿着不合适所致的创伤，均可引起局部组织坏死和破溃。长期的糖尿病状态对足部组织的胶原纤维糖基化作用可能是造成足部关节囊结构和韧带僵硬、关节活动受限的原因，这些也被认为是导致糖尿病足部溃疡的潜在风险因素之一。踝关节、第一跖趾关节等关节的活动性减低使糖尿病周围神经病变患者足跖部局部压力过高，进而增加溃疡发生的风险。糖尿病患者足部软组织改变也能通过改变足底部的压力分布来促进溃疡的产生。这些变化包括足跖部筋膜增厚，导致踇趾背屈受限；足跖部软组织层变薄，皮肤变硬、僵化及易于形成胼胝体的倾向。虽然这些改变推测是由胶原糖基化造成的，但这些改变叠加的效果是增加了行走中足跖的压力，这种增高的足底压力又促进和导致溃疡的发生。

综上所述，糖尿病足的发病机制复杂，可认为血糖高是致病基础，血管病变和神经功能障碍是致病重要因素，足底压力异常为诱因，合并感染的发生则加重糖尿病足的进一步坏疽。

（周　燕　李艳萍　赵宛鄂　刘倩影）

参考文献

[1] Zhang X, Ran X, Xu Z, et al. China DIA-LEAD Study Investigators. Epidemiological characteristics of lower extremity arterial disease in Chinese diabetes patients at high risk: a prospective, multicenter, cross-sectional study[J]. J Diabetes Complicat, 2018, 32(2): 150-156. DOI: 10.1016/j.jdiacomp.2017.10.003.

[2] Jiang Y, Ran X, Jia L, et al. Epidemiology of type 2 diabetic foot problems and predictive factors for amputation in China [J]. Int J Low Extrem Wounds, 2015, 14(1):19-27. DOI: 10.1177/1534734614564867.

[3] Litzelman DK, Marriott DJ, Vinicor F. Independent physiological predictors of foot lesions in patients with NIDDM [J]. Diabetes Care, 1997, 20(8): 1273-1278.

[4] Moss SE, Klein R, Klein BE. The prevalence and incidence of lower extremity amputation in a diabetic population[J]. Arch Intern Med, 1992, 152(3): 610-616.

[5] Khanolkar MP, Bain SC, Stephens JW. The diabetic foot[J]. QJM, 2008, 101(9): 685-695. DOI: 10.1093/qjmed/hcn027.

第四节　糖尿病足的危害及预防

糖尿病足人群死亡风险比其他糖尿病患者高 2.5 倍，糖尿病相关截肢术后的 5 年死亡率超过 70%，而进行肾替代治疗的糖尿病足患者截肢后 2 年内的死亡率达 74%。

对糖尿病足的干预，预防的意义更为重要。糖尿病高危足作为糖尿病足的初级阶段，国际糖尿病足工作组（IWGDF）指出，预防糖尿病足发生的首要办法是对糖尿病高危足患者进行常规的筛查和管理。多个循证机构也发布了针对糖尿病高危足的相关临床实践指导，如2015年IWGDF发布的《糖尿病足的预防指南》《减荷及穿鞋指导预防和治疗糖尿病足溃疡》，加拿大安大略注册护士协会（RNAO）发布的《糖尿病足溃疡的评估与管理》，苏格兰国际指南网（SIGN）发布的《临床实际指南：糖尿病的管理》，英国国家临床优化研究所（NICE）发布的《糖尿病足的预防与管理》等。

早期筛查糖尿病足的危险因素、对糖尿病足的危险因素进行早期的干预，可避免及延缓糖尿病足的发生。《中国糖尿病足防治指南（2019版）》提出了从整体危险因素到局部危险因素的全面预防的新理念。在对患者及家属进行宣传教育、患者血糖控制、心血管疾病高危因素控制、戒烟和适度规律运动等方面给出了指导，强调了阿司匹林的应用和戒烟的重要性。

一、糖尿病足的危害

糖尿病足可带来较多危害。研究表明，糖尿病足溃疡（DFU）治疗12周后愈合率为24%～82%，但复发率高达60%，不仅会导致患者群生活质量下降、病死率增加，更是截肢的最主要原因。中国糖尿病学会糖尿病截肢研究组进行的一项研究显示，与无糖尿病患者组（分别为22天、4101美元）相比，糖尿病患者组住院时间明显更长（33.5天）、花费更多（5932美元）。预计2030年中国糖尿病治疗的医疗费用将从目前的49亿美元迅速增加到74亿美元，根据DFU治疗费用占糖尿病总医疗费用的20%计算，这将会给社会带来沉重的经济负担。

对于糖尿病足患者本人来讲，除了高额的经济费用外，还要承受因糖尿病足而间接导致的误工、失业带来的经济损失，给患者的身心也造成一定的打击伤害，导致患者的生活质量下降，承受经济、生活和精神的三重压力。因此，糖尿病足的预防甚为重要。

二、糖尿病足的预防

（一）整体预防

1. 健康宣教

系统的糖尿病足相关知识教育可以减少糖尿病高危足患者糖尿病足溃疡的发生率，降低糖尿病足溃疡的复发率和提高无足溃疡事件的生存率，降低糖尿病足溃疡的截肢率，降低医疗费用和提高患者的生活质量。由糖尿病足专科医护人员对患者及家属进行足部保护相关知识和护理方面的教育，可帮助他们把学到的知识转换成有效的行动。健康教育措施可以使患者早期发现糖尿病足溃疡的前期病变，加强自我行为管理，并保持足部清洁，是预防溃疡发生和复发的重要手段。

2. 血糖控制

严格控制血糖有助于减少糖尿病患者微血管并发症的发生。因此，对于未发生足病的患者，应该尽量使血糖控制达标，以降低慢性血管并发症的发生风险。

3. 心血管疾病高危因素的控制

高血压可通过加重周围动脉病变而增加糖尿病足溃疡的发生风险，同时高血压也是周围动脉病变出现间歇性跛行的危险因素。基于糖尿病足的整体预防，糖尿病患者的血压控制应参照《中国 2 型糖尿病防治指南（2020 版）》建议实施。血脂异常是引起糖尿病血管病变的危险因素，血脂异常的干预应根据《中国 2 型糖尿病防治指南（2020 版）》建议实施。对于年龄大于 50 岁的糖尿病患者，尤其是合并有多重心血管危险因素者，在没有禁忌证的情况下应该口服阿司匹林以预防或延缓 LEAD 的发生。在糖尿病性 LEAD 的二级、三级预防中，都应给予抗血小板药物的治疗。

4. 戒烟

应劝告每一位吸烟的糖尿病患者戒烟或停用烟草类制品，减少被动吸烟，

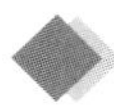

对患者吸烟状况以及尼古丁依赖程度进行评估，提供戒烟咨询，必要时加用药物等帮助戒烟。

5. 适度规律的运动

规律及适量的运动可增强胰岛素敏感性，有助于控制血糖水平，减轻体重和改善循环，减少心血管病危险因素。运动方式和运动量的选择应在医生指导下进行，在确保安全的前提下，根据性别、年龄、体型、体力、运动习惯和爱好以及并发症的严重程度制订个体化的运动方案。运动前后要加强血糖监测，以免发生低血糖。对LEAD伴或不伴间歇性跛行的患者，进行监督下的运动训练，以降低足部溃疡的发生率。

（二）局部预防

1. 每天检查足与鞋袜

建议糖尿病患者穿合适、具有足保护作用的鞋子，包括有足够的长度、宽度和深度。袜子需要保持干燥、透气，应选择无接缝、无压迫性的跟帮，白色或浅色的棉袜，因其吸汗、柔软舒适，渗液易被发现。

2. 胼胝与嵌甲的处理

（1）胼胝的处理：去除胼胝应由接受过糖尿病足专业培训的医护人员进行。胼胝形成后应立即修剪，每 2 ～ 3 周 1 次。建议胼胝修剪后使用减压鞋具进行减压治疗。

（2）嵌甲的处理：无论是修剪趾甲、拔甲、使用趾甲支架，还是使用化学烧灼法去除嵌甲，均需要由经过专业培训的医护人员进行，不宜去公共浴室或修脚处修理嵌甲。

3. 足真菌感染的处理

足癣较轻的患者可以局部使用抗真菌药物；在混合细菌和真菌感染的情况下，单独使用克霉唑和酮康唑可能会加剧细菌感染，特比萘芬可能更适用。需要注意降糖药与抗真菌药物之间的相互作用，在使用时要谨防血糖的过度降低。

4. 皮温测定

糖尿病神经病变、血管病变及感染均与皮肤温度有一定关系。加强足部皮肤温度监测，特别是对于糖尿病高危足患者，有助于发现隐匿的糖尿病足、神经病变、血管病变及是否存在感染，做到早期诊断、早期治疗。

（周　燕　李艳萍　赵宛鄂　刘倩影）

参考文献

[1] Zhang P, Lu J, Jing Y, et al. Global epidemiology of diabetic foot ulceration: A systematic review and meta-analysis dagger[J]. Ann Med, 2017, 49(2): 106-116.

[2] 张喜英，王涤非 .2 型糖尿病患者糖尿病足危险因素研究 [J]. 中国全科医学，2011, 14 (15) : 1629-1631.

[3] Moxey PW, Gogalniceanu P,Hinchliffe RJ, et al. Lower extremity amputations—a review of global variability in incidence[J]. Diabetic Med, 2011, 28(10): 1144–1153.

[4] Bobircă F, Mihalache O, Georgescu D, et al. The new prognostic-therapeutic index for diabetic foot surgery—extended analysis[J]. Chirurgia, 2016, 111: 151–155.

[5] Group IDFDA. Update of mortality attributable to diabetes for the IDF diabetes Atlas: Estimates for the year 2013[J]. Diabetes Res Clin Practice, 2015, 109(3): 461-465.

[6] Walsh JW, Hoffstad OJ, Sullivan MO, et al. Association of diabetic foot ulcer and death in a population-based cohort from the united kingdom[J]. Diabetic Med, 2016, 33(11): 1493-1498.

[7] Lipsky BA, Berendt AR, Cornia PB, et al. 2012 Infectious Diseases Society of America Clinical Practice Guideline for the diagnosis and treatment of diabetic foot infections[J]. Clin Infect Dis, 2012, 54(12): e132-173.

[8] Lavery LA, Hunt NA, Ndip A, et al. Impact of chronic kidney disease on survival after amputation in individuals with diabetes[J]. Diabetes Care, 2010, 33(11): 2365-2369.

[9] Driver VR, Fabbi M, Lavery LA, et al. The costs of diabetic foot: the economic case for the limb salvage team[J]. J Vasc Surg, 2010, 52(3 Suppl): 17S-22S.

[10] Ragnarson Tennvall G, Apelqvist J. Health-economic consequences of diabetic foot lesions[J]. Clin Infect Dis, 2004, 39 Suppl 2: S132-139.

[11] American Diabetes A. Economic costs of diabetes in the U.S. in 2012[J]. Diabetes Care, 2013, 36(4): 1033-1046.

[12] Driver VR, Fabbi M, Lavery LA, et al. The costs of diabetic foot: the economic case for the limb salvage team[J]. J Am Podiat Med Assoc, 2010, 100(5): 335-341.

[13] Armstrong DG, Boulton AJM, Bus SA. Diabetic foot ulcers and their recurrence[J]. New Eng J Med, 2017, 376(24): 2367-2375.

[14] Petrakis I, Kyriopoulos IJ, Ginis A, et al. Losing a foot versus losing a dollar: a systematic review of cost studies in diabetic foot complications[J]. Expert Rev of Pharmacoecon Outcomes Res, 2017, 17(2): 165-180.

[15] Abbas ZG. Reducing diabetic limb amputations in developing countries[J]. Endocrinol Metab, 2015, 10 (4) : 425-434.

[16] Kaltman S, Serrano A, Talisman N, et al. Type 2 diabetes and depression: A pilot trial of an integrated self-management intervention for Latino immigrants[J]. Diabetes Educ, 2016, 42(1): 87-95.

[17] Schaper NC, Andros G, Apelqvist J, et al. Diagnosis and treatment of peripheral arterial disease in diabetic patients with a foot ulcer. A progress report of the International Working Group on the Diabetic Foot[J]. Diabetes-metab Res, 2012, 28(Suppl S1): 218–224.

[18] Nonmember. Assessment and Management of Foot Ulcers for People with Diabetes[J]. Foot Ulcers, 2013.

[19] Lowe G, Twaddle S. The Scottish Intercollegiate Guidelines Network (SIGN): an update[J]. Scot Med J, 2005, 50(2): 51-2.

[20] Coppini D. New NICE guidelines on diabetic foot disease prevention and management[J]. Practical Diabetes, 2015, 32(8): 286-286.

[21] Cho NH. Q&A: Five questions on the 2015 IDF Diabetes Atlas [J]. Diabetes Res Clin Prac, 2016, 115: 157-159.

[22] Xu Y, Wang L, He J, et al. Prevalence and control of diabetes in Chinese adults.[J]. JAMA, 2013, 310(9): 948-959.

[23] 多学科合作下糖尿病足防治专家共识 (2020 版) 编写组 . 多学科合作下糖尿病足防治专家共识 (2020 版)[J]. 中华烧伤杂志 , 2020, 36(8): 1-52.

第五节　糖尿病足的预防与管理现状

糖尿病足的预防是糖尿病足管理的重要环节。因为糖尿病足是糖尿病最严重的并发症之一，其病情进展迅速，具有高致残率和高病死率的特点，其高额的治疗费用会给其家庭及社会带来巨大的经济负担。糖尿病患者一生中并发糖尿病足的风险为 15% ～ 25%，其下肢截肢的危险性是非糖尿病患者的 40 倍，其中约 85% 的截肢是足溃疡所致；糖尿病足部溃疡一旦发生，治疗相当困难，具有很强的致残性，即使经过治疗痊愈，1 年内复发率仍高达 30%～ 40%。预防和管理糖尿病足的发生不仅可以减轻患者的负担，而且可以降低医疗成本，是很有意义且非常必要的。

一、糖尿病足早期预防的现状及存在的问题

（一）糖尿病足早期预防措施

美国糖尿病学会（American Diabetes Association, ADA）指出，糖尿病足早期预防应遵循“5P”原则，即定期检查与随访（podiatric care）、保护性治疗鞋（protective shoes）、减压治疗（pressure reduction）、预防性外科手术（prophylactic surgery）和预见性健康教育（preventive education）。结合我国目前的医疗条件及糖尿病足早期预防中出现的问题，将早期预防的干预措施归纳为以下几点。

1. 预见性健康教育

预见性健康教育是指医护人员针对患者的个体情况、病情发展进行综合分析后，形成有利于患者健康问题的个性化健康教育计划，对糖尿病足中的常见健康问题进行阐述和指导。预见性健康教育内容较为广泛，包括糖尿病基础知识、饮食调护、运动疗法、药物治疗、自我监测技术、并发症的预防、心理调节、足部护理知识等。让糖尿病患者尽可能地了解糖尿病足的发生机制及预见

性自身存在的高危风险，从而注意危险因素的筛查。早期筛查、防治糖尿病足危险因素对避免及延缓糖尿病足的发生具有重要意义。预见的整体危险因素包括自身受教育水平低、收入低、缺乏运动、离异、男性、糖尿病长病程、吸烟、视力障碍、脂代谢紊乱、低蛋白、贫血、高尿酸、肥胖、并发症和合并症多等，其中吸烟是下肢动脉病变（LEAD）和糖尿病足的重要危险因素，应早期筛查及控制。局部危险因素包括周围神经病变、LEAD、足底力学异常、足溃疡病史、截肢史、嵌甲、真菌感染等。

国内多项研究也说明目前进行的预防健康教育能够提高患者的自我检测能力，降低糖尿病足的发生率。司冬芹等发现，预见性健康教育应从低危着手，中、高危患者为重点预防对象，早期采取针对性措施，是有效预防糖尿病足的关键。屈新云等发现，进行预见性健康教育的糖尿病患者发生糖尿病足的概率远比没有进行预见性健康教育的糖尿病患者低得多。但是预见性健康教育给教育者提出了更高的要求，需要由具备相当专业水平的人员指导患者，根据患者个体化评估情况，进行预见性健康教育，制订个体化预见性健康教育计划，按照计划中的时间安排进行实施，进行效果评价及反馈，然后再进行持续质量改进和不断完善。

2. 注重危险因素的发现，重视每日自我检查

为了预防糖尿病足溃疡的发生，医护人员教育与督促糖尿病患者将存在的各种危险因素一一进行排查，每天进行足部检查。

（1）患者要控制好血糖、体重，戒烟酒，对于足部小的溃疡要及时就诊，让医生帮助处理。

（2）患者每日检查足部是否出现变形、水疱、足趾挤压等改变，若发现足趾的关节过伸，趾间关节呈屈曲状，则提示出现了肌肉萎缩或神经病变。

（3）检查鞋袜是否合脚、是否存在异物，不赤脚、不穿塑料鞋和凉鞋。袜子应选择质地平整、柔软、透气的棉织品，且松紧适宜。

（4）若发现足部出现皲裂、干裂，应及时涂抹冷霜润滑。

（5）用手感觉两只脚之间的皮肤温差，若差别明显则提示可能发生神经病变、溃疡或感染。

（6）若发现皮肤出现破损，应立即就医行无菌包扎。

（7）不宜久泡脚，水温尽量控制在37℃左右；洗脚时尽量避免选用高致敏的洗液。

（8）擦脚时尽可能选用棉质白色的毛巾；对于脚部干燥的患者，建议使用保湿液或者保湿的油进行护理。

（9）剪趾甲时，尽可能与趾尖平齐，避免斜剪，并尽可能由家人完成；不要剪入过深，一旦趾甲嵌入到肉中，请及时就医。

（10）要做好自我检查，检查自己脚的温度、颜色、痛觉。

（11）要选合适的鞋，鞋头部应宽大，避免挤脚，不要让脚在鞋中有压迫感。

（12）如果脚上有老茧、鸡眼、足癣时，要及时就医，让医生给予正确的建议。

（13）运动时尽可能避免久站，避免进行剧烈的运动，尽可能进行非负重的运动，如骑自行车、游泳等。

3. 患者居家自我行为管理

如果糖尿病足常迁延不愈，则积极的居家自我行为管理是患者院外管理亟待落实的关键性问题，包括合理营养、控制血糖水平、足部日常护理、正确的鞋袜选择等。

（1）就足部日常护理而言，下肢运动不容忽视，如Buerger运动（方法为：患者平卧，患肢抬高45°并维持1～2分钟，然后双足下垂于床边4～5分钟，同时双足和足趾向上、下、内、外各个方向运动10次，再将患肢平放休息2分钟，如此反复5次），可促进侧支循环建立，改善腿部不适症状。

（2）有学者研制出了新型趾甲修剪钳和探舌，可解决患者居家期间顽固性嵌甲修剪问题，有效减轻压迫感及疼痛感。

（3）还有学者强调了要针对 IWGDF 风险分级系统评估中 2、3 级的患者进行减压治疗，其中第二、三跖骨头下是重点预防性减压部位。

（4）合并糖尿病周围神经病变、足畸形、夏科足、足溃疡史、截肢史的患者，应建议其穿着特殊定制的治疗鞋，以减少足部新发溃疡和预防复发；对于发生足底溃疡患者，建议使用全接触石膏或不可拆卸的踝关节固定支具减压，所有鞋具需要每 3 个月定期检查。

（二）早期预防存在的问题

目前，我国糖尿病足早期预防的整体现状不容乐观，尚存在以下问题。

1. 患者糖尿病足管理知识知晓率不高

研究表明，仅有 37.9% 的糖尿病患者曾接受过足部护理教育，70.5% 的患者不清楚糖尿病足的概念，患者往往等到出现了足部严重溃疡感染才入院治疗。

糖尿病患者更多地关注于药物治疗、血糖控制等表面问题，而忽视了未发生的糖尿病足的潜在健康危害。部分医护人员自身欠缺糖尿病足管理的相关知识，亟待加强理论与实践学习。Dorresteijn 的一项循证研究也表明，目前的健康教育并未降低足溃疡和截肢的发生率，因此医护人员还需要结合糖尿病足患者的个人特质及具体情况实施综合性、密集的教育和干预措施。

2. 预见性治疗措施应用度不广泛

足底压力增加是足溃疡（尤其是神经性足溃疡）形成的独立危险因素，而预见性治疗措施是降低足溃疡危险因素危害的有效措施。研究表明，长期穿着不合适鞋袜的糖尿病患者的截肢率是穿着合适鞋袜患者的 5.5 倍，穿减压治疗鞋可针对高压力分布区有效减压，降低足溃疡的发生。

但是国内外多项研究表明，大部分糖尿病患者没有得到预见性治疗，甚至对其没有任何了解。Wu 等对美国的 895 个糖尿病足医疗中心的调查结果显示，仅 41.0% 的医疗中心将足部减压作为足溃疡治疗的最常用方法；李饶等对我国 5961 例糖尿病患者进行调查，结果显示多数患者对鞋子的选择存在错误的认知。

目前，我国减压鞋具在使用范围上不广泛，主要受到高额费用、舒适度、患者可适应性等多方面的限制。因此，还需要研制适合我国糖尿病足患者穿着、经济且舒适的鞋具，同时医护人员也应在医院及社区加强宣教和推广。

3. 预防为主的治疗理念贯彻不彻底

近年来，糖尿病足治疗技术发展迅速，如干细胞移植、生长因子疗法、负压引流术、蛆虫治疗、组织工程皮肤、超声清创等。但是“重医轻防”的现象仍然较为明显，医生大多只注重足溃疡的愈合率，常疏于对其复发的预防及对糖尿病高危足的筛查。再加上多数患者就医延迟，都加速了糖尿病足的发生、发展过程。Gershater 等对 2831 例糖尿病患者的一项前瞻性研究显示，46%的患者在足溃疡出现后 4 周内就医，有 43%和 11%的患者分别在发生足溃疡后 4 ~ 26 周、甚至超过 26 周才有意识去治疗。因此，医护人员还应该重视患者糖尿病足的复发问题，加强宣教，尽量避免或减少糖尿病足复发。

4. 医疗资源分布及利用不均

由于医疗资源分布及利用的不均衡，基层医院缺乏专业的糖尿病足教育团队，我国近 90%的糖尿病足诊治工作均由三级甲等医院完成。基层医院的医生很少参与糖尿病患者的足部检查，对糖尿病足高风险患者进行指导、培训及专业护理措施的推荐更是少之又少，影响了大量糖尿病足患者的预防与诊治。

二、糖尿病足的管理

（一）糖尿病足管理的进展

1. 多学科团队的组建

在糖尿病足与周围血管病变学组的带领下，通过一系列的培训与实践，全国各地糖尿病足医护人员对足病诊治模式的认识逐渐发生转变，从开始的单一诊治模式逐渐过渡到“糖尿病足诊断、治疗及预防的多学科协作”全程管理模式；并且在我国各地大型综合医院已陆续建立了针对糖尿病足的多学科协作治疗团队或者以多学科合作为基础的糖尿病足中心，大大地提高了足病的治愈率，

缩短了住院时间和降低了医疗费用。

2. 新技术、新材料的开发及临床应用

致力于足病诊治的国内同道不断探索，积极开发新技术如超声清创术、封闭负压引流技术、超声清创术与智能负压创伤疗法联合应用、自体富血小板凝胶治疗技术并应用于糖尿病足溃疡治疗，大大提高了溃疡的愈合率并缩短了治疗时间。

3. 糖尿病足管理取得的成果

近20年来，我国糖尿病足的管理取得了巨大的成果，糖尿病足的截肢率从27.30%降至19.13%，尤其是大截肢率从12.09%降至2.14%。

4. 糖尿病足管理现今存在的问题

虽然经过近20年的不懈努力，我国糖尿病足事业取得了巨大成就，大截肢率从12.09%降至2.14%，但同年代美国与英国报道的糖尿病足大截肢率仅在0.1%左右，因此我们与国外同行相比仍然存在着较大的差距。造成这种差距的原因可能与以下因素有关：

（1）我国糖尿病足的类型与欧美存在差异。对我国12个城市15家中心医院2型糖尿病足患者的调查显示，我国糖尿病足患者缺血性溃疡和神经缺血性溃疡占77%，远高于英国利物浦安特里大学医院糖尿病足中心报道的40%。而合并糖尿病下肢动脉病变的足溃疡较未合并下肢动脉病变的足溃疡，其截肢的风险增加4倍，因此我国糖尿病足患者更易发生截肢，给医护人员的工作带来更多困难。

（2）我国医务人员对于糖尿病足的管理存在“重治疗，轻预防”的思想。

①目前国内医务人员多聚焦于糖尿病足的治疗，即探索促进糖尿病足溃疡愈合的有效措施（三级预防），而忽视糖尿病足的预防。对糖尿病足预防的研究较少，结果导致虽然治愈率提高，但患者越治越多，患者及家庭、社会负担越来越重。

②众所周知，糖尿病周围神经病变与糖尿病下肢动脉病变是糖尿病足发

病的两大病理生理机制，因此为了降低足病的发生，应该早期发现、早期诊断并给予相应的干预。但来自糖尿病下肢动脉病变筛查研究项目（China-Dia LEAD）的研究发现，临床医生对于糖尿病下肢动脉病变的重视程度不够，约53.6%患者未被诊断出。

③在我国城市医院门诊糖尿病患者中，糖尿病周围神经病变的筛查率极低，约61.48%的已诊断糖尿病患者和62.7%的新诊断糖尿病患者未进行糖尿病神经病变筛查，而且在已经诊断周围神经病变的患者中，有33.3%的患者未给予相应的治疗，提示医务人员对于糖尿病足的危险因素的认识仍然存在不足，导致其预防与治疗不充分，使得我国糖尿病足的发病率逐年增加。

（3）糖尿病患者自我管理能力普遍不理想。国际糖尿病中心（International diabetes center, IDC）指出，通过早期发现和积极的自我管理，糖尿病患者45% ～ 85% 的足溃疡是可以预防的，而糖尿病患者良好的自我管理行为可以避免约 85% 的截肢事件。

国内外研究均显示，糖尿病患者自我管理行为有待加强。Gondal 等对拉瓦尔品第（巴基斯坦东北部城市）100 例 2 型糖尿病患者的足部护理知识和日常足部行为进行调查，只有 34% 的患者每天进行足部检查，52% 的患者不知道应该如何正确修剪趾甲。宋娉等采用糖尿病足自我管理行为量表对 120 例糖尿病足患者进行调查，结果全部患者自我管理水平普遍得分较低；同时研究发现患者从事频率最高的活动为遵医嘱服药，最低的为监测血糖和足部护理。

这些提示护理工作者应对足部无任何症状的患者加强健康教育，让其认识到足部护理的重要性和足部并发症的严重性，提高自我管理能力。

（4）糖尿病足治疗工作室和糖尿病足护理师缺乏。在西方国家诊疗糖尿病足的过程中，糖尿病足治疗工作室的作用不可小视。糖尿病足治疗工作室有专业的糖尿病足医生和糖尿病足护理师，医护人员都已经过严格的专业培训和考核，可以根据患者的不同情况通过专业优势让糖尿病足患者得到及时、正确的处理。其中糖尿病足护理师起到很重要的作用，他们均在糖尿病专科工作 3 年

以上且经过严格的、系统的足病护理培训，具有丰富的临床护理经验和专业的护理知识与创面护理操作技能，在给患者创面进行处理过程中，还对其进行足病预防知识和自我保健知识的健康教育指导，并指导患者正确选择鞋、袜及如何穿戴与选择有利于足病愈合和减少复发的合适的支具。

中国对糖尿病足的研究起步比较晚，绝大部分合并有足溃疡的糖尿病患者分散就诊于外科、骨科、烧伤科、内科、内分泌科、中医科等多个科室，得不到专业和综合的医疗护理及治疗。我国目前专业的糖尿病足诊疗机构少之又少，并且国内大部分医院对此并不重视，使得我国大部分糖尿病足患者不能得到专业的救治和护理。

（二）糖尿病足治疗管理的展望

1. 对于糖尿病足的管理，应建立一级、二级和三级模式的分级管理体系。一级模式定位于社区，负责糖尿病足危险因素的筛查、预防和处理；二级模式定位于二级医院，担负处理非缺血性足病、减压、中度感染和紧急转诊的任务；三级模式定位于教学医院，能够处理缺血和严重感染，进行血管重建和外科手术。

2. 开展形式多样的糖尿病患者教育。在各级医疗机构进行的糖尿病患者教育中，应该充分尊重患者，注意方式方法，要通过教育使患者转变为行动，改变自身的不良习惯，才能达到教育的目的，预防糖尿病足的发生。

3. 随着人们对健康水平认知的不断提升，糖尿病足的综合管理也成为全球关注的热点。良好的糖尿病足管理除了要为患者实施有效的治疗外，还应对高危因素、疾病知识、自我行为管理等多方面进行干预，均衡医疗资源分布，构建完善的糖尿病足医院 - 社区双向管理系统，从而提高糖尿病足的治愈率，降低糖尿病足的截肢率与死亡率，降低我国糖尿病足的发病率及溃疡愈合后的复发率，提高患者的生活质量，减轻患者、家庭以及社会的负担。

（周　燕　李艳萍　赵宛鄂　刘倩影）

参考文献

[1] Shearman CP, Pal N. Foot complications in patients with diabetes [J].Saygay(Vxfad), 2013, 31(5): 240-245.

[2] Reisi M, Mostafavi F, Javadzade H, et al.Impact of health literacy, self-efficacy, and outcome expectations on adherence to self-care behaviors in Iranians with type 2 diabetes[J]. Oman Med J, 2016, 31(1) : 52-59.

[3] Washington G, Wang-letzkus MF. Self-care practices, health beliefs, and attitudes of older diabetic Chinese Americans[J].J Health Hum Serv Adm, 2009, 32(3): 305-323.

[4] Li X, Xiao T, Wang Y, et al.Incidence, risk factors for amputation among patients with diabetic foot ulcer in a Chinese tertiary hospital[J].Diabetes Res Clin Pract, 2011, 93(1) : 26-30.

[5] 杨群英，薛耀明，曹瑛，等．糖尿病足溃疡的临床特点及危险因素分析 [J]. 中国糖尿病杂志，2012, 20(3): 189-191.

[6] Perrin BM, Swerissen H, Payne C. The association between foot-care self-efficacy beliefs and actual foot-care behavior in people with peripheral neuropathy: a cross-sectional study[J]. J Foot Ankle Res, 2009, 2: 3.

[7] Gondal M, Bano U, Moin S, et al. Evaluation of knowledge and practices of foot care in patients with chronic type 2 diabetes mellitus[J]. JPMI, 2007, 21(2): 104-108.

[8] Shin SA, Kim H, Lee K, et al. Effects of diabetic case management on knowledge, self-management abilities, health behaviors, and health service utilization for diabetes in Korea[J]. Yonsei Med J, 2015, 56(1): 244-252.

[9] Ouyang CM, Dwyer JT, Jacques PF, et al. Diabetes self-care behaviors and clinical outcomes among Taiwanese patients with type 2 diabetes[J]. Asia Pac J Clin Nutr, 2015, 24(3): 438-443.

[10] Guo XH, Yuan L, Lou QQ, et al. A nationwide survey of diabetes education, self-management and glycemic control in patients with type 2 diabetes in China[J]. Chin Med J (Engl), 2012, 125(23): 4175-4180.

[11] 李饶，袁丽，郭晓蕙，等．中国 2 型糖尿病患者足部护理知识和足部自我护理行为现状及影响因素的研究 [J]. 中华护理杂志，2014, 49(8): 909-913.

[12] 张瑞红．糖尿病足的危险因素及预防和护理 [J]. 实用临床护理学（电子版），2018, 3(48): 142.

[13] 齐梦影，田刻平，严谨，等．糖尿病足早期预防干预措施的研究进展 [J]. 解放军护理杂志，2018, 35(23): 42-46.

[14] 高宁 , 郭海玲 , 寇嘉靓 , 等 . 糖尿病足部溃疡循证实践指南的质量评价及内容分析 [J]. 护理学杂志 , 2018, 33(23): 29-32, 35.

[15] 魏力 . 糖尿病足溃疡的危险因素及预防护理现状 [J]. 中华现代护理杂志 , 2018, 24(21): 2481-2486.

[16] 中华医学会糖尿病学分会 . 中国 2 型糖尿病防治指南 (2017 年版)[J]. 中华糖尿病杂志 , 2018, 10(1): 4-67.

[17] 冉兴无 , 杨兵全 , 许樟荣 . 我国糖尿病足的诊治现状与未来的研究方向 [J]. 中华糖尿病杂志 , 2014, 6(7): 437-439.

[18] 冉兴无 , 赵纪春 . 加强多学科协作团队建设 , 提高糖尿病周围血管病变与足病的诊治水平 [J]. 四川大学学报 (医学版), 2012, 43(5): 728-733.

[19] 郑红波 , 刘毅斌 , 李永文 , 等 . 糖尿病足的防治探讨 [J]. 中国烧伤创疡杂志 , 2019, 31(2): 87-90.

[20] 李建军 , 郑洁 , 方建文 , 等 . 实施足病护理师介入糖尿病足治疗室创面处理模式的体会 [J]. 中华损伤与修复杂志 (电子版), 2013, 8(5): 529-531.

[21] 中华医学会糖尿病学分会 . 中国 2 型糖尿病防治指南 (十三): 糖尿病足的诊治 [J]. 中国社区医师 , 2012, 28(7): 7.

[22] 李平 . 预见性健康教育与发生糖尿病足的相关性研究 [J]. 护理研究 , 2005(11): 991-993.

[23] 陈魏燕 , 杨贵儿 , 宁荣香 , 等 . 糖尿病足患者溃疡面感染的影响因素及不同敷料的预防效果评价 [J/OL]. 中华医院感染学杂志 , 2019(7): 1042-1044+1048[2019-04-23].http: //kns.cnki.net/kcms/detail/11.3456.r.20190319.1137.042.html.

[24] 于秀波 . 预见性护理在糖尿病足预防中的效果 [J]. 糖尿病新世界 , 2019, 22(03): 163-164.

[25] 宋娉 , 段宝凤 , 冯云华 , 等 . 糖尿病足患者自我管理行为现状调查 [J]. 当代护士 (下旬刊), 2019, 26(1): 18-20.

第二章
糖尿病足的筛查

糖尿病足发病率较高，易致残致死，对患者及社会造成的损失是巨大的。因此，如何阻止糖尿病患者的足溃疡发生是一线医护人员共同关注的焦点。目前国内外学者已研究清楚导致糖尿病患者发生足溃疡的高危因素，通过对糖尿病患者进行早期足部筛查，根据患者情况识别出高危因素，并进行早期干预，可降低糖尿病足的发生率，有效提高患者生存质量。

第一节　糖尿病足的危险因素

国际糖尿病足工作组（IWGDF）提出了糖尿病足预防的5个基石，其中第一项是高危足筛查，第二项便是识别糖尿病足的危险因素。糖尿病足病变是一个缓慢的过程，高危足是糖尿病足的前期状态。高危足是指糖尿病患者足部并发有严重的周围神经病变和周围血管病变，或同时伴有足畸形，有发生糖尿病足的危险，但尚未破溃成为糖尿病足。由此可见，识别出糖尿病足的危险因素对预防的重要性是巨大的。根据糖尿病足发病机制，可将危险因素分为三部分：周围神经病变、周围血管病变和足部损伤。根据可控与不可控因素，糖尿病足高危因素又可分为两类：可控的糖尿病足危险因素包括血压升高、血糖控制不良、血脂增高、吸烟及感染等；不可控因素包括已经发生的周围神经病变及周围血管病变、足结构异常和关节活动障碍、皮肤损害、溃疡或截肢(截趾)病史、性别、年龄、糖尿病病程、经济及受教育程度等。以下根据糖尿病足的可控与不可控危险因素分别进行介绍。

一、不可控（内在的）的危险因素

（一）周围神经病变

糖尿病神经病变包括自主神经病变、运动神经病变和感觉神经病变，其表现为保护性感觉丧失（loss of protective sensation, LOPS），是糖尿病足最重要的危险因素。

在我国，糖尿病病程 10 年以上的患者可能伴有糖尿病周围神经病变，其发生率与病程密切相关。研究表明，60% ～ 90% 的糖尿病患者有不同程度的神经病变，30% ～ 40% 的患者无临床症状。其中有吸烟史或年龄超过 40 岁及血糖控制差的糖尿病患者神经病变的发生率更高。

糖尿病神经病变的临床表现差异性大，其临床表现可表现为无知觉的感觉减退或消失，也可以表现为剧烈疼痛或其他不适的感觉过敏（表 2-1-1）。如果感觉神经病变、自主神经病变和运动神经病变合并存在，则可引起爪形趾、锤状趾、扁平足、高弓足、踇外翻、皲裂等足畸形和肌肉萎缩及夏科（Charcot）关节病的发生，从而严重影响患者的行动和生活质量，糖尿病足溃疡和截肢风险也大为增加。运动神经病变影响了足部肌肉的牵引张力，爪形趾趾间关节弯曲，跖骨头突出，这些因素导致跖骨头部位的压力增加，因此跖骨头处是临床发生溃疡的常见部位之一。研究发现，特殊训练可以使患者神经病变减轻，这些训练主要是通过提高其足部平衡能力、肌肉力量及关节稳定性，使足底压力的分布更均衡。临床上使用特制的减压鞋垫和减压鞋来达到此种效果，但对于因畸形已经形成的糖尿病神经病变无改善作用。近年来自主神经病变会增加糖尿病足发生风险这一理论已被接受，临床上对其也越来越重视。

表 2-1-1　糖尿病神经病变的症状和体征

微小感觉神经纤维病变	大感觉神经纤维病变	自主神经病变
烧灼痛	本体感觉消失	心律失常、心率变异性降低，严重时可导致心搏骤停、猝死
皮肤感觉过敏，如蚁行感、麻木等感觉异常		直立性低血压、异常出汗或无汗
刺痛	动觉消失、踝反射减弱或消失	胃轻瘫
痛觉或温度觉消失	神经传导速度减慢	神经性腹泻或便秘
溃疡伤口疼痛		尿潴留
内脏疼痛消失		性功能障碍

通过对糖尿病高危足患者进行糖尿病足筛查、神经传导、感觉阈值等检查，即可判断是否存在糖尿病神经病变。

（二）周围血管病变

糖尿病周围血管病变是多种因素共同作用的结果，并受周围神经病变的影响。糖尿病周围血管病变不仅可导致下肢溃疡愈合延迟，还直接导致患者下肢缺血、坏死，被认为是糖尿病足发生的独立危险因素。糖尿病周围血管病变包括慢性下肢静脉疾病（chronic venous disease, CVD）、微血管病变和动脉病变。

长期站立、下肢静脉瓣功能不全或静脉回流长期受阻的患者常出现慢性静脉功能不全（chronic venous insufficiency, CVI）。长期的静脉功能不全可导致皮肤营养不良及静脉球破裂，从而使患者出现下肢皮肤静脉血管像蚯蚓样曲张，曲张的静脉呈团状或结节状。患者可出现腿部酸胀，皮肤色素沉着、脱屑、瘙痒，足踝水肿，肢体针刺感、瘙痒感、麻木感、灼热感，皮肤温度升高，局部出现坏疽和溃疡。

单纯静脉曲张通过视诊即可判断，体征不典型者需要行下肢静脉功能试验、静脉超声检查或造影检查来协助诊断。下肢血管病变在糖尿病下肢溃疡的发生发展过程中起着重要的作用。目前能够较准确地评估下肢血管病变的方法包括多普勒测量踝肱指数（ankle brachial index，ABI），ABI ＜ 0.9 作为下肢血管病变的诊断标准。

糖尿病性微血管病变是糖尿病患者常见并发症之一，主要表现为糖尿病视网膜病变、糖尿病肾病及糖尿病神经病变。糖尿病患者皮肤微循环障碍不仅可导致患者皮肤营养不良，出现毳毛脱落、指甲变厚、皮肤菲薄、蜡样光泽、皮肤温度降低等，还可导致溃疡愈合速度减慢甚至不愈。经皮氧分压测定是评估皮肤微血管病变的常用方法之一，足部经皮氧分压的正常水平在 60 mmHg（1 mmHg=0.133 kPa）以上。

（三）足结构异常和关节活动障碍

常见的足畸形和关节活动功能障碍包括高弓足、扁平足、踇外翻、爪形趾、锤状趾、胼胝和夏科关节病。其发病机制主要与糖尿病神经病变，特别是运动神经病变相关；感觉神经受损或丧失，使足部对不合适的鞋袜、异物或热的反应性下降，导致皮肤易破损，形成溃疡。

足底结构异常和关节活动障碍是导致患者足底局部压力长期增高的主要因素，从而形成破溃，导致糖尿病足的发生。国外一项研究对足底压力异常增高的糖尿病患者进行了为期 30 个月的随访，发现 35% 的患者出现足底溃疡，但足底压力正常的患者无一例发生溃疡。国内对糖尿病合并足底胼胝患者的研究结果显示，在积极控制血糖和抗感染治疗的同时，先对足底胼胝进行彻底切除，再进行溃疡伤口的清创引流，同时帮助患者选择适当的鞋进行局部减压，效果明显高于未减压组。积极治疗胼胝，减轻足底受压，是预防糖尿病足溃疡发生的重要方面。

（四）溃疡或截肢（截趾）病史

糖尿病患者一旦发生过溃疡，虽经过治疗后痊愈，但再发溃疡的风险较没有糖尿病足史的患者增加 10 倍左右，其中第 1 年的再发率约为 34%，随后 5 年的再发率超过 70%。其主要原因为：有糖尿病足溃疡病史的患者通常存在较为

严重的糖尿病周围神经病变、周围血管病变或其他足病高危因素，如果没有后续的持续随访、危险因素的解除及特别护理，其溃疡再发是显而易见的。

对于有截肢史的患者，一方面，对侧肢体的足底压力常发生异常改变，使得溃疡发生风险明显增加；另一方面，不合适的假肢或其他辅助器具也可导致肢体残端溃疡发生率增加。虽然截趾手术的组织丢失量较截肢少，但对足底压力的改变更为明显，患者术后常会发生足部畸形，如踇外翻，足部第一序列压力增加而诱发胼胝产生，部分患者甚至可能诱发夏科关节病的发生。

（五）皮肤损害

人体皮肤是一组保护机体、防御外界刺激和预防细菌微生物感染的天然屏障。一旦皮肤损伤，哪怕是微小的损伤，这种屏障功能便失去防御的能力，导致各种细菌乘机进入人体。正常人在生活中可能会遇到皮肤创伤或感染，但是却不易发展为严重的伤口感染或坏疽，但如果糖尿病患者皮肤有伤口加之血糖控制不稳定，很容易发展为严重感染，其根本原因在于糖尿病引起的一系列病理改变，导致糖尿病患者的皮肤不仅更加容易受到损害，并且在受到损害后容易迁延不愈造成更严重的后果。皮肤损害的诱因主要包括皮肤干燥和皮肤敏感性降低两种。

1. 皮肤干燥（Ⅲ级）

皮肤干燥是由于糖尿病自主神经病变导致的汗腺分泌障碍，使皮肤柔韧性降低，常导致皮肤干燥、皲裂，且容易受到感染；一旦下肢或足部皮肤受损后，上述的病理生理改变又使伤口不易修复，感染难以控制，最后致足部溃疡发展甚至截肢。

2. 皮肤敏感性降低（Ⅱ级）

糖尿病感觉神经病变会导致肢体末梢的保护性感觉减弱或丧失，使足部缺乏对有害刺激的保护，当外伤或过大压力作用在足部时缺乏保护性感觉，从而极易引起机械或温度的损伤。在用热水袋、火炉取暖、热水洗脚、红外线灯照射时容易被烫伤；或者由于鞋袜不合脚被磨伤，各种按摩器械摩擦起疱并感染，鸡眼、修脚、剪指甲等损伤，各种刺伤、外伤及手术等造成皮肤损伤而感染。其中鞋袜不适是导致糖尿病足溃疡形成的重要原因之一。糖尿病患者由于发生了周围神经病变，感觉不到鞋袜的存在，因此患者若所穿鞋袜相对较小，狭窄的鞋子在患者走路时会不断地对皮肤进行摩擦，而造成皮肤压红，长期摩擦导致皮肤淤血、破损，出现甲沟炎、脚趾畸形、溃疡等。有研究比较了 85 例糖尿病神经病变患者与 118 例非糖尿病患者的鞋长与脚长，结果表明，糖尿病组和非糖尿病组鞋长与脚长的差值无差异。但是，专家推荐糖尿病患者穿鞋时鞋长应大于脚长 10 ～ 15 mm，糖尿病组与非糖尿病组患者鞋子情况不在这一范围内的人数比例分别为 82% 和 66%。这一结果表明糖尿病患者穿鞋不符合要求的较多。因此，建议糖尿病患者尤其是发生周围神经病变的患者，要穿比自己脚稍大的鞋子，而且穿鞋前要注意检查鞋内有无异物，以免发生不必要的损伤。

（六）性别

很多随机对照试验结果表明，糖尿病足溃疡的发生与性别相关，但研究结果存在争议。有研究表示男性患者的发病率高于女性，目前具体机制尚不明确，考虑可能与雌激素对血管系统具有保护作用以及女性有良好卫生习惯和对双足充分的保护有关。另有研究显示，女性患者足部病变的发生风险较男性增加了 17. 9%，糖尿病高危足进展风险增加 22.1%，可能与足底压力改变有关。糖尿病足畸形发生足溃疡风险增加的原因与足底压力改变有关，非糖尿病人群足畸形与鞋或环境因素有关，女性多有不恰当的鞋袜穿着习惯，导致足部正常结构发生改变，增加糖尿病高危足发生、发展风险。

（七）年龄和病程

糖尿病病程是各种糖尿病并发症的高危因素。荟萃分析显示，糖尿病病程是糖尿病周围神经病变的危险因素。国外糖尿病防治指南指出，糖尿病病程 5 年以上是周围动脉疾病的危险因素。糖尿病病程增加糖尿病周围神经病变和周围动脉疾病发生风险，从而增加糖尿病高危足发生、发展风险。研究显示，糖尿病病程每增加 1 年，足部病变发生风险增加 2.6%，糖尿病高危足分级进展风

险增加 2.4%。糖尿病足多发生于 40 岁以上的患者，并随着年龄增长而增多；随着病程延长，糖尿病足溃疡的发生率逐渐增高。年龄与周围神经病变、血管病变的发生有关，60 岁以上患者罹患糖尿病周围神经病变的概率是 60 岁以下的 3 倍。85.1% 的大截肢（踝关节以上）发生在 60 岁以上患者，其中 91.0% 的截肢患者病程在 10 年以上。

（八）经济和教育因素

患者经济和受教育程度与疾病的发生也有密切的关系。国内一项研究通过对该院 211 例糖尿病足溃疡患者进行回顾性分析，发现该研究中糖尿病足患者受教育程度较低，职业以非脑力劳动者居多。有研究通过对 270 例糖尿病足溃疡患者进行回顾性分析发现，缺乏医疗保险、低收入以及低教育水平与糖尿病足患者的院前就诊延迟时间相关，长时间的院前就诊延迟会增加下肢截肢和死亡的风险。Yan 的研究证实了糖尿病患者的就医受经济和教育程度的影响，就医延迟会延误病情诊治，错过最佳的诊治时间，导致不良结局的发生。

二、可控（外在的）的危险因素

（一）血压增高

高血压是糖尿病患者的常见并发症或伴发病之一，其流行状况与糖尿病类型、年龄、是否肥胖以及人种等因素有关，发病率国内外报道不一，为 30%～80%。持久的高血压导致动脉壁严重损伤，加速了动脉粥样硬化的形成，从而会增加糖尿病足的发生率。由于高血压间接阻碍血管自身调节功能，进而造成动静脉短路，使足部皮肤的血液供应减少，造成组织缺血、缺氧，致使糖尿病足溃疡的发生。

糖尿病患者中高血压的诊断标准同其他人群。糖尿病合并高血压的患者收缩压控制目标应该＜ 140 mmHg，舒张压应＜ 80 mmHg。部分患者，如年轻且没有并发症的患者在不明显增加治疗负担的情况下可将收缩压控制在＜ 130 mmHg。

生活方式的干预是控制高血压的重要手段，主要包括健康教育、合理饮食、规律运动、戒烟限盐、控制体重、限制饮酒、心理平衡等。

（二）血糖控制不良

研究表明，患者的血糖控制越差，发生糖尿病足溃疡的概率越高；当机体内的葡萄糖浓度升高时，细胞内的氧化应激增强，过度的氧化应激对神经胶质细胞的损伤造成了周围神经中的脱髓鞘病变，导致神经传导速度减慢；机体在高糖状态下，糖基化终末产物生成增多，糖基化终末产物使内皮细胞的通透性增加，从而减弱血管的舒张功能，导致局部血流灌注不足，造成机体组织缺血、缺氧，最终引起血管病变。血糖控制不良的患者糖尿病足溃疡发生率高于血糖控制好的患者。机体内高血糖的长期刺激促进血管壁增生、管腔狭窄，加速闭塞性动脉硬化症形成以及神经病变的发生。如果患者皮肤破溃形成伤口，高血糖状态会使伤口难以愈合，并且会诱发感染。有研究显示，HbA1c 较高的糖尿病足溃疡患者伤口愈合时间明显延长。

（三）血脂增高

血脂升高造成下肢血管动脉粥样硬化。血管中的大量脂质可使动脉增厚及血管腔狭窄，心脏收缩期血管阻力增大，引起凝血因子增加，易形成血栓，导致糖尿病足溃疡。血脂升高的 2 型糖尿病患者更易发生管腔狭窄，使肢体远端血供明显减少，加剧局部缺血，从而加重足部溃疡。美国糖尿病协会推荐使用低密度脂蛋白胆固醇评价血脂的控制和治疗情况，并认为低密度脂蛋白胆固醇＜ 100 mg/dl，高密度脂蛋白胆固醇＞ 50 mg/dl，甘油三酯＜ 150 mg/dl 的成年人处于低风险状态。

（四）吸烟

吸烟是糖尿病大血管病变的独立危险因素。烟草中含有的去甲烟碱可使血管收缩、痉挛，导致肢体末端血供减少，组织缺血、缺氧；吸烟产生的一氧化碳与血红蛋白结合，影响了红细胞的携氧功能，造成组织缺血、缺氧，组织灌流量减少使糖尿病患者易发生足部溃疡，且溃疡一旦发生便不易愈合。国外一

项研究表明，糖尿病足溃疡的发生随着吸烟量的增加而升高。非吸烟者糖尿病足溃疡发生率为 10.3%，有吸烟史但现已戒烟的患者糖尿病足溃疡发生率为 11.9%，有吸烟史且目前亦吸烟者发病率为 15.8%。与不吸烟糖尿病患者相比，吸烟的患者截肢的概率增大。国内有研究也显示吸烟是糖尿病足早期重要的独立危险因素。

吸烟还可造成胰岛素抵抗。国外研究发现，在一组有 6 年吸烟史但并没有糖尿病的人群中，吸烟情况与胰岛素抵抗密切相关。

（五）感染

由于感染真菌或病毒而引起的足部疾病可诱发糖尿病足溃疡的发生，如足部疱疹、脚气等疾病。由于这些疾病易引起皮肤破溃，且发生足溃疡伤口由多因素混合形成，不利于患者溃疡愈合。糖尿病足感染（diabetes foot infection, DFI）是导致糖尿病患者病情恶化、截肢和死亡的最重要原因之一，也是住院和医疗费用增加的常见原因。足溃疡患者感染发生率高，40% ～ 70% 的足溃疡患者就医时已经发生了感染，轻度感染患者中有 25% 发展为严重深部感染。糖尿病患者长期处于高血糖状态，机体免疫应答能力失调，一旦发生足部感染，病情发展迅速，创面不易愈合甚至恶化。如果处理不当，会增加患者截肢概率，甚至死亡。但若 DFI 患者经过及时、规范、合理的治疗，80% ～ 90% 的非威胁肢体感染和 60% 的威胁肢体感染可以治愈。研究显示，我国的 DFI 患者年截肢率为 5.1%。糖尿病足患者感染相关的危险因素包括长期血糖控制不佳、高龄、糖尿病病史长、足溃疡分级较高、溃疡存在时间长（＞ 30 天）、下肢血管病变严重、保护性感觉丧失、肾功能不全、赤脚步行史等。年龄＞ 60 岁是发生 DFI 的独立危险因素。

综上所述，糖尿病足的高危因素众多，对糖尿病患者进行足部高危因素筛查，早期识别出危险因素，便能针对可控危险因素积极控制，并采取护理措施，从而减少糖尿病足溃疡发生的风险。

（刘雪彦　唐美丽　瞿良琴　黄洁微）

参考文献

[1] Larena-Avellaneda A, Diener H, Kolbel T, et al.Diabetic foot syndrome[J].Chirurg, 2010, 81 (9) : 849-861.

[2] 占利民，王晨，孙群，等．糖尿病足发病机制研究进展 [J]. 中国老年学杂志，2018, 38(09): 2301-2303.

[3] 叶任高，陆再英，谢毅，等．内科学 [M]. 北京：人民卫生出版社，2004: 794-795.

[4] 邸铁涛，张春玲，陈露，等．糖尿病足溃疡的发病机制及难愈合原因分析 [J]. 贵阳中医学院学报，2017, 39(01): 98-101.

[5] 中华医学会糖尿病学分会．中国 2 型糖尿病防治指南 (2017 年版)[J]. 中国实用内科杂志，2018, 38(4): 292-344.

[6] 吕然然．2 型糖尿病患者发生糖尿病足的危险因素分析 [D]. 长春：吉林大学，2017.

[7] 唐娇，胡细玲，杨玉堂，等．基于国际糖尿病足工作组风险分级系统评估增加糖尿病足风险的影响因素 [J]. 解放军护理杂志，2018, 35(01): 53-56+61.

[8] 杨殷，杨彩哲．糖尿病足发生截肢的相关危险因素的 meta 分析 [J]. 山西医科大学学报，2016, 47(7): 618-623.

[9] 倪平，袁丽．糖尿病足溃疡复发的影响因素研究进展 [J]. 护理学报，2017, 24(9): 35-38.

[10] 邢宇，宋晓彬，施克新，等．高血糖人群周围血管病变的患病率调查 [J]. 中国冶金工业医学杂志，2017, 34(4): 432-433.

[11] 葛果，陈伟菊，许万萍，等 .2 型糖尿病患者周围血管病变的踝肱指数检测与相关因素分析 [J]. 护士进修杂志，2016, 31(4): 291-293.

[12] 柳岚，蒋克春，王伟，等．糖尿病和周围血管病变 [J]. 实用糖尿病杂志，2015, 11(2): 58-60.

[13] Urbonaviciene G, Shi GP, Urbonavicius S, et al.Higher cystatin C level predicts long-term mortality in patients with peripheral arterial disease[J]. Atherosclerosis, 2011, 216 (2) : 440-445.

[14] Lepäntalo M, Apelqvist J, Setacci C, et al.Chapter V: Diabetic foot[J]. Eur J Vasc Endovasc Surg, 2011, 42 (2) : S60-S74.

[15] 杨兵全，殷汉，袁月星，等．糖尿病足危险因素的筛查与评估 [J]. 糖尿病天地 (临床), 2015, 9(8): 406-409.

[16] 刘石平，张志，周智广．284 例糖尿病足患者的临床分析 [J]. 中国动脉硬化杂志，2013, 21(3): 257-261.

[17] Singh N, Armstrong DG, Lipsky BA. Preventing foot ulcersin patients with diabetes[J].JAMA, 2005, 293 (2) : 217-228.

[18] 谷涌泉，张建，许樟荣，等. 糖尿病足诊疗新进展 [M]. 北京：人民卫生出版社，2006: 44.

[19] Hartemann-Heurtier A, Senneville E. Diabetic foot osteomyelitis[J].Diabetes Metab, 2008, 34 (2) : 87-95.

[20] Caravaggi C, Piaggesi A, Menichetti F. Diabetic foot infections[J].Infez Med, 2009, 17 (suppl 4) : 77-87.

[21]]Bader MS. Diabetic foot infection[J].Am Fam Physician, 2008, 78 (1) : 71-79.

[22] Heiba SI, Stempler L, Sullivan T, et al.The ideal dual-isotope imaging combination in evaluating patients with suspected infection of pelvic pressure ulcers[J].Nucl Med Commun, 2017, 38 (2) : 129-134.

[23] 张朝光，戴黎明，杨夏. 糖尿病足患者下肢血管病变与细菌感染的关系研究 [J]. 中华医院感染学杂志，2018, 28(1): 51-54+61.

[24] Xu Y, Wang L, He J, et al.Prevalence and control of diabetes in Chinese adults[J].JAMA, 2013, 310 (9) : 948-959.

[25] Callahan D, Keeley J, Alipour H, et al.Predictors of severity in diabetic foot infections[J].Ann Vasc Surg, 2016, 33: 103-108.

[26] Tang UH，Zügner R，Lisovskaja V, et al. Foot deformities, function in the lower extremities, and plantar pressure in patients with diabetes at high risk to develop foot ulcers[J]. Diabet Foot Ankle, 2015, 6: 27593.

[27] Munteanu SE，Menz HB，Wark JD, et al. Hallux valgus, by nature or nurture: a twin study[J]. Arthritis Care Res(Hoboken), 2017, 69: 1421-1428.

[28] 袁晓勇，刘瑾袁，戈恒，等. 北京市多中心筛查糖尿病高危足及其危险因素分析 [J]. 中国糖尿病杂志，2020, 20(7): 486-491.

[29] Liu X，Xu Y，An M, et al. The risk factors for diabetic peripheral neuropathy: a meta-analysis[J]. PLoS One, 2019, 14: e0212574.

[30] Ferket BS，Spronk S，Colkesen EB, et al. Systematic review of guidelines on peripheral artery disease screening[J]. Am J Med, 2012, 125: 198-208, e3.

[31] Brussee V, Cunningham FA, Zochodne DW. Direct insulin signaling of neurons reverses diabetic neuropathy[J]. Diabetes, 2004, 53(7): 1824-1830.

[32] Duan W, Paka L, Pillarisetti S. Distinct effects of glucose and glucosamine on vascular endothelial and smooth muscle cells: evidence for a protective role for glucosamine in atherosclerosis[J]. Cardiovasc Diabetol, 2005, 3(4): 16-17.

[33] 王惠芳 . 晚期糖基化终产物与糖尿病周围神经病变 [J]. 实用医技杂志 , 2006, 13(20): 3649-3651

第二节　糖尿病足的危险因素筛查

糖尿病足是糖尿病患者致残、致死的主要原因之一，也是造成社会沉重负担的重大公共卫生问题。据统计，全球每 20 秒就有一例糖尿病患者截肢。糖尿病足预后较差，甚至比大多数癌症的病死率和致残率还高（除肺癌、胰腺癌等）。早期识别和及时有效干预糖尿病足的危险因素对糖尿病足的防治非常重要。糖尿病足强调“预防重于治疗”。糖尿病足治疗困难，但预防则比较有效。应对所有糖尿病患者每年进行全面的足部检查，详细询问大血管及微血管病变病史，评估目前神经病变的症状（疼痛、烧灼、麻木感、感觉异常）和下肢血管疾病（下肢疲劳、跛行）以确定溃疡和截肢的危险因素。检查应包括皮肤视诊（有否畸形、胼胝、溃疡、皮肤颜色变化）、神经评估（10 g 尼龙丝触觉试验和针刺或振动觉试验、踝反射或数字振动感觉阈值、感觉神经定量）、血管评估（下肢和足部血管搏动或血管彩超）。如果患者足部动脉搏动正常，尼龙丝触觉试验正常，没有足畸形以及没有明显的糖尿病慢性并发症，这类患者属于无足病危险因素的患者，可进行一般的糖尿病足预防教育；对于存在神经病变、血管病变、足病畸形、足部溃疡史等足部危险因素的患者，需要根据风险等级进行相应的随访干预。

一、糖尿病足危险因素的筛查工具选择与筛查

（一）神经病变的筛查

神经病变筛查的常用工具是诊断箱、数字振动感觉阈值检测仪、感觉神经定量检测仪、肌电图机等仪器；糖尿病足筛查的主要检查包括神经传导速度检查、神经定量感觉、振动感觉阈值、神经及皮肤活检、四肢多普勒踝肱指数、趾肱

指数、经皮氧分压、足底压力、彩色多普勒超声、影像学检查及量表和护理单等。以下主要介绍振动感觉阈值（vibration perception threshold，VPT）和神经传导速度的筛查。

1. 糖尿病足感觉神经检查套件

糖尿病足感觉神经检查套件（图 2-2-1，图 2-2-2）是对糖尿病患者周围神经病变进行简单筛查的工具，以发现糖尿病足高危患者。该套件可检测糖尿病患者温度觉、压力觉、针刺痛觉、振动觉、跟腱反射等多项内容，因其具有无创性、操作简单、携带便携等优点，在我国得到了较广泛的应用。由于筛查方法和工具的不同，糖尿病周围神经病变的患病率为 2.4% ～ 74.8%。而糖尿病患者周围神经病变的初期无明显症状，一部分患者由于原发病情况较重，掩盖了合并症的表现，因此诊断和检出比较困难。高达 50% 的远端对称性多发性神经病（distal symmetrical polyneuropathy，DSPN）患者可能无症状，无症状者建议通过体格检查做出诊断，有条件可进行神经电生理检查。《中国 2 型糖尿病防治指南（2020 年版）》建议评估 DSPN 应包括详细病史，检查温度觉、针刺觉（小纤维功能）、踝反射、压力觉和振动觉（大纤维功能）。对于糖尿病足初步筛查结果异常者，临床上需要采用振动感觉阈值和感觉神经定量检测仪进一步筛查糖尿病周围神经病变。

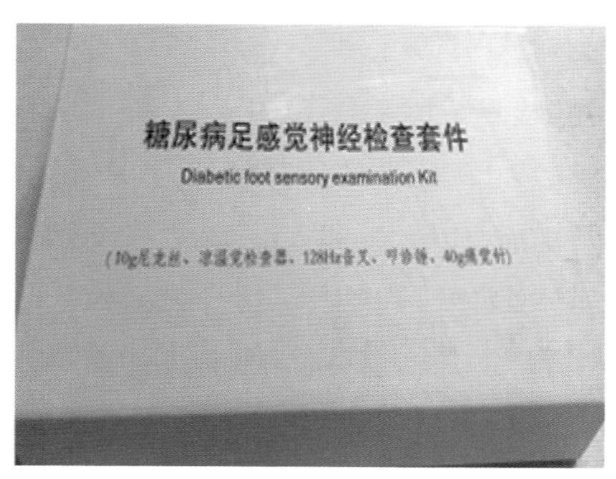

图 2-2-1　糖尿病足感觉神经检查套件外观

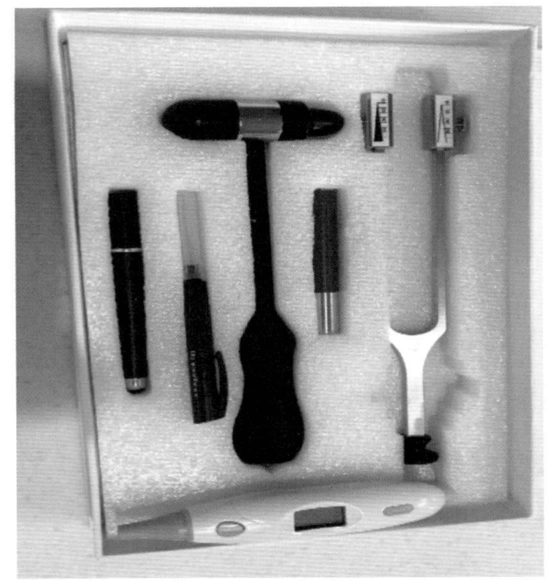

图 2–2–2　糖尿病足感觉神经检查套件内部

诊断标准：①明确的糖尿病病史；②诊断糖尿病时或之后出现的神经病变；③临床症状和体征与糖尿病周围神经病变表现相符；④有临床症状（疼痛、麻木、感觉异常等）者，5 项检查（跟腱反射、针刺痛觉、振动觉、压力觉、温度觉）中任 1 项异常；无临床症状者，5 项检查中任 2 项异常，临床诊断为糖尿病周围神经病变。

2. 数字震动感觉阈值检测仪

数字震动感觉阈值检测仪（图 2-2-3）是一种有效的糖尿病周围神经病变筛查方法，以及足部溃疡发生风险程度的评价手段。VPT 在已知外周感觉受体正常的情况下，可以判断感觉髓鞘 Aα 和 Aβ 大纤维神经功能。VPT 测试对诊断轻度及亚临床糖尿病神经病变非常敏感，是定量感觉检查的一种重要方法，不仅能够探测神经系统深感觉的变化趋势，而且能显示阈值方面的变化过程，具有操作简单、无创、经济、检查时间短、重复性好、患者无痛苦等优点。其缺点是部分患者对于振动感觉存在个体差异，结果有一定的主观性。

操作者的学历要求：经过正规的专科操作技术培训的护士或医生、技师，如糖尿病专科护士、糖尿病足管理师、临床医生及临床技师。

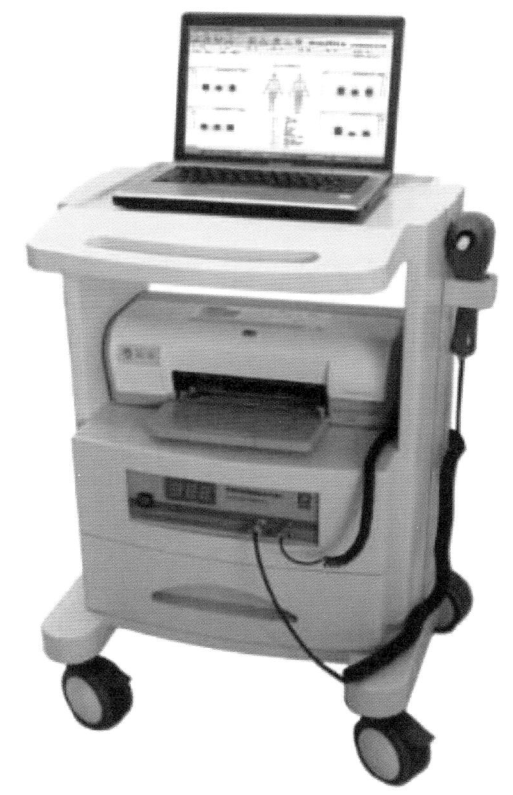

图 2-2-3　数字震动感觉阈值检测仪

（1）操作方法：见图 2-2-4。

（2）结果判断：如果任意一足的 VPT ＞ 25V，提示发生神经性溃疡为高风险；如果 VPT 为 16 ～ 24V，提示中度风险；如果 VPT ＜ 15V，提示低风险。

VPT 测量可预测糖尿病患者溃疡发生风险的高低，在临床中操作方便，实用性较强。ADA 推荐 VPT 用作检查周围神经病变患者的指标。

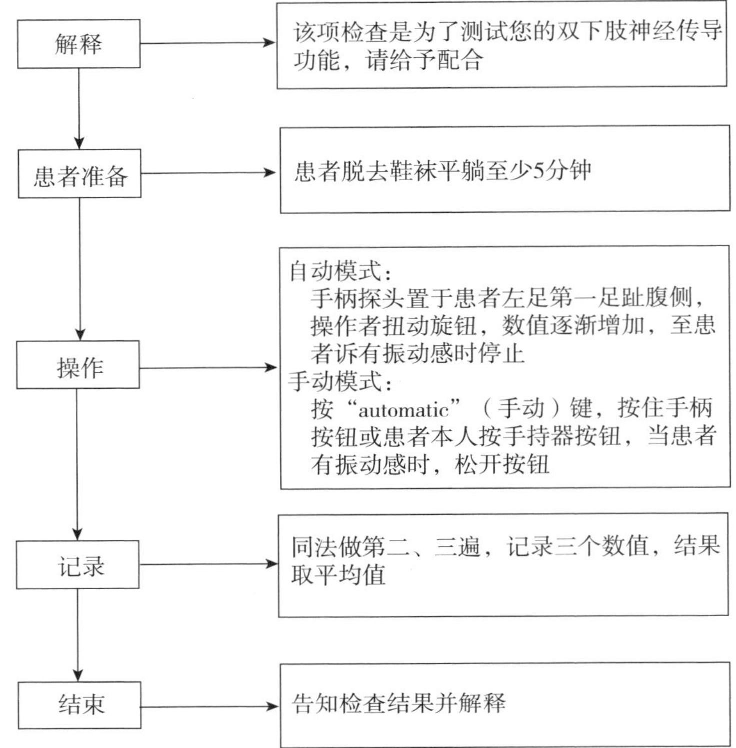

图 2-2-4　数字震动感觉阈值检测仪操作流程图

3. 感觉神经定量检测仪

感觉神经定量检测仪（图 2-2-5）是通过测定皮肤 / 黏膜的电流感觉阈值（current perception threshold，CPT）来确定所测试的感觉神经的传导阈值。这是一种快速和无创的测试方法，可客观地分析和量化粗有髓鞘、细有髓鞘和无髓鞘感觉神经纤维的功能。感觉神经定量检测仪操作简单，携带方便，通过计算机进行标准化的双盲测试，非常适合临床和研究使用。但同样也存在测量结果有一定主观性的缺点。

感觉神经定量检测仪检查周围神经的传导能力和兴奋性，能够检测出神经的髓鞘、轴索及朗飞结是否出现了病理改变，可评估周围有髓鞘的粗纤维神经传导电信号的能力。其表现为传导速度减慢、波幅降低。通常用于检测正中神经、

尺神经、腓肠神经等。以神经传导速度作为标准诊断，症状敏感性和特异性分别为 87% 和 60%。

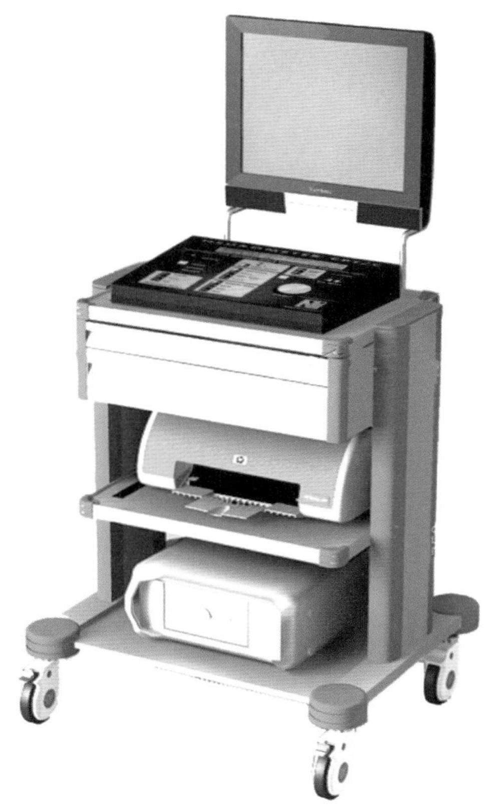

图 2-2-5　感觉神经定量检测仪

（1）操作方法：见图 2-2-6。

（2）结果判断与建议：感觉神经传导速度测定的优点：客观、准确、重复性好，可以鉴别其他原因造成的感觉功能障碍；缺点是仅能检测 β 纤维功能，受外部因素影响（如肢体温度等），不能在手指尖或足趾尖进行测试，操作和评价都需要经操作技术培训合格人员方可进行，如经过正规的专科操作技术培训的护士或医生、技师（如糖尿病专科护士、糖尿病足管理师、临床医生及临床技师）。

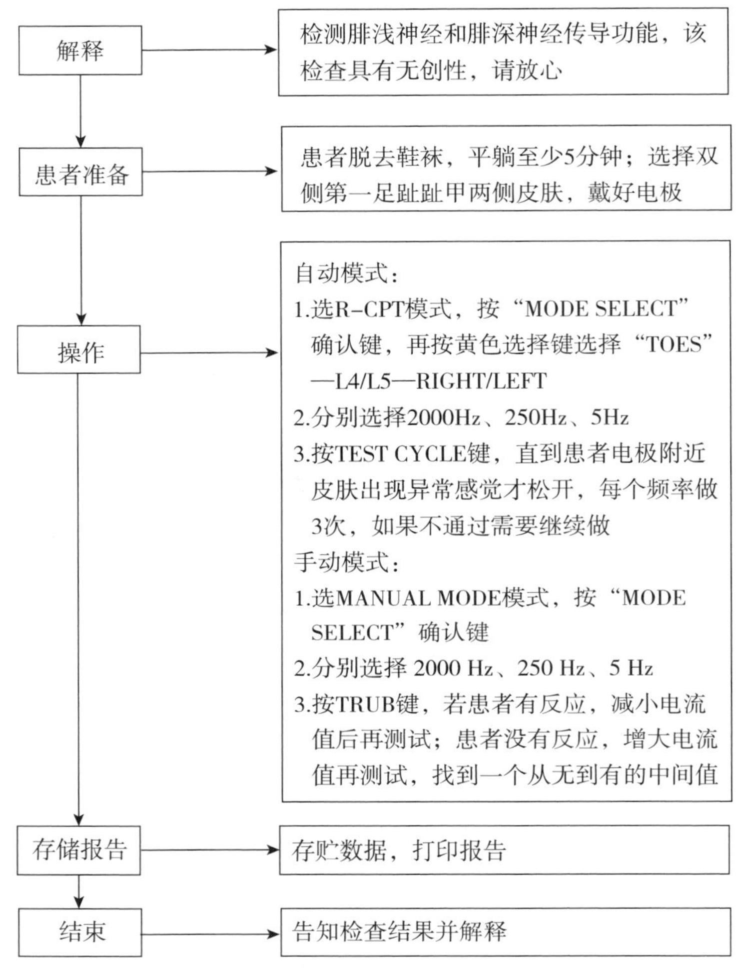

图 2-2-6　感觉神经定量检测仪操作

4. 肌电图

肌电图是通过测定腓总神经、尺神经、胫神经感觉和运动传导速度，胫神经 H 波、尺神经 F 波来判断是否存在周围神经病变。人体中最长的反射被认为是胫神经 H 反射，一旦胫神经某一节段出现病变，会使 H 反射发生异常，因此对胫神经 H 反射的检测是糖尿病周围神经病变的重要诊断标准。神经肌电图检查可发现慢性糖尿病患者亚临床神经损害，可通过手术干预尽早治疗，

避免延误病情。先从根本上控制血糖水平，来达到控制糖尿病周围神经病变进展。

通过改善微循环，以提高神经细胞的血液供应及氧供应，促使受损的神经细胞修复和再生。肌电图对糖尿病周围神经病变患者的检测效果突出，相较于常规体检，肌电图更能提升诊断成效，且经早期治疗后，可显著降低供血不足事件发生的概率。但其操作要求严格，需要由具有一定资质的技师才能胜任此类工作。

（1）操作方法：见图 2-2-7。

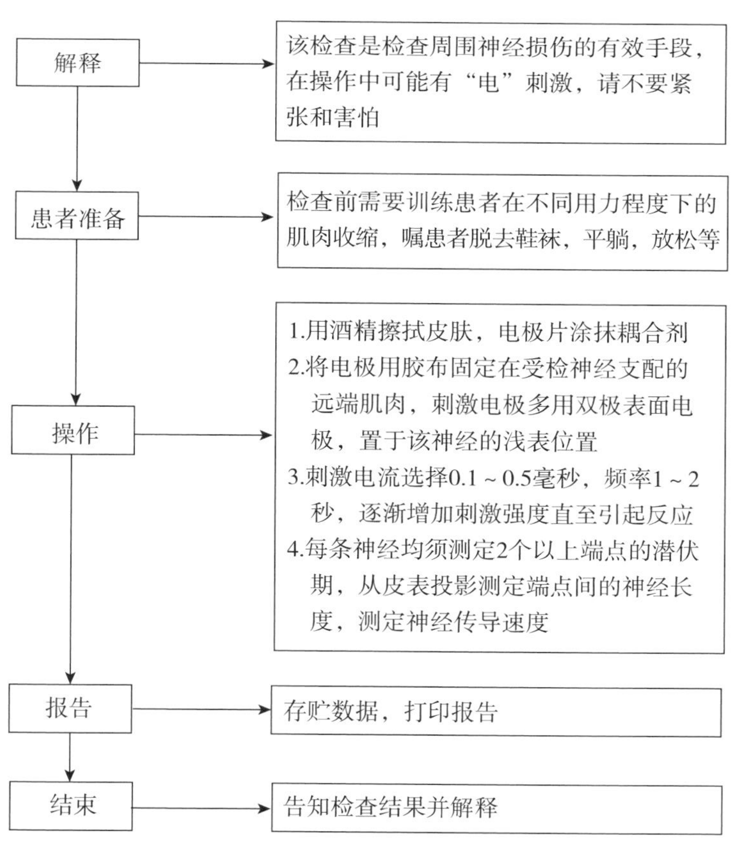

图 2-2-7 肌电图操作

（2）结果判断：神经传导速度的参考值如下。

①正中神经：肘-腕［（60.28±5.27）m/s］，腕-拇短展肌［（3.63±0.56）m/s］；

②尺神经：肘-腕［（61.18±5.27）m/s］，腕-小指展肌［（3.07±0.60）m/s］；

③桡神经：上臂-指总伸肌［（72.0±6.1）m/s）］；

④腓总神经：腘窝-踝［（55.6±5.3）m/s］，踝-趾短伸肌［（4.50±0.70）m/s］；

⑤胫神经：腘窝-踝［（49.24±6.64）m/s］，踝-踇短展肌［（4.82±0.96）m/s］；

⑥股神经：腹股沟-股内直肌［（66.70±7.40）m/s］，踝-踇短展肌［（4.82±0.96）m/s］。

凡传导神经速度及潜伏期改变大于正常 2 倍标准差均为减慢。

（3）建议：临床推广。

5. 糖尿病周围神经病变（DPN）诊断流程

主要根据临床症状和体征对 DPN 进行检查和诊断（图 2-2-8）。临床诊断有疑问时，可做肌电图进行神经传导功能等检查，若上肢的感觉性或运动性神经传导速度＜45 m/s，下肢的神经传递速度＜40m/s，且累及 3 支及以上神经，不管有无临床症状，即可做出诊断。

DPN 的诊断分层：

（1）确诊：有 DSPN 的症状或体征，同时存在神经传导功能异常。

（2）临床诊断：有 DSPN 的症状及 1 项阳性体征，或无症状但有 2 项或 2 项以上体征为阳性。

（3）疑似：有 DSPN 的症状但无体征，或无症状但有 1 项体征阳性。

（4）亚临床：无 DSPN 的症状和体征，仅存在神经传导功能异常。

综上所述，确诊依靠神经电生理检查，临床诊断可以依靠神经病变症状和体征筛查来判断。

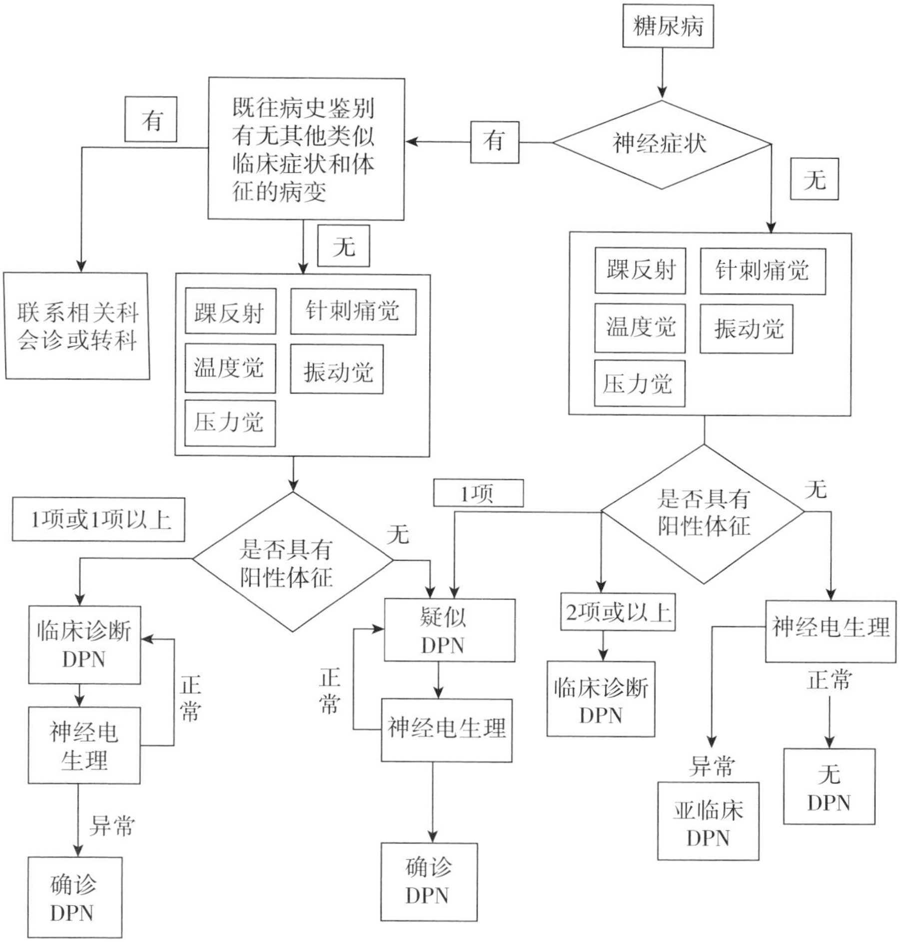

糖尿病
神经症状
有
既往病史鉴别有无其他类似临床症状和体征的病变
有
联系相关科会诊或转科
无
踝反射
针刺痛觉
温度觉
振动觉
压力觉
是否具有阳性体征
1项或1项以上
临床诊断DPN
神经电生理
正常
异常
确诊DPN
无
疑似DPN
神经电生理
正常
确诊DPN
无
踝反射
针刺痛觉
温度觉
振动觉
压力觉
是否具有阳性体征
1项
2项或以上
临床诊断DPN
无
神经电生理
正常
无DPN
异常
亚临床DPN

图 2-2-8　糖尿病周围神经病变（DPN）诊断流程

（二）下肢血管病变的筛查

糖尿病患者不仅会出现周围动脉硬化、钙化和狭窄，还会伴发微血管病变和微循环障碍，使下肢血流量减少，组织缺氧和营养成分供给不足，出现下肢发凉、疼痛和间歇性跛行，严重供血不足者可致溃疡、肢体坏疽。我国 50 岁以上糖尿病下肢动脉粥样硬化性病变（LEAD）的患病率为 21.2%，且随着年龄增长患病率也随之增加，单纯下肢血管病变引起的 DFU 约占 24%。血管检查应该包括下肢动脉触诊（包括足背动脉和胫后动脉）、皮温测量、踝肱指数、趾肱指数、彩色多普勒超声、血管造影检查等。

1. 踝肱指数（ankle braehial indices, ABI）

踝肱指数（ABI）指踝部动脉收缩压与肱动脉收缩压的比值，是美国糖尿病协会推荐的周围动脉病变或外周动脉疾病（PAD）筛查指标，也是目前临床上诊断 PAD 最为简便、客观的无创性检测方法。检查仪器为四肢多普勒超声机（图 2-2-9），操作流程见图 2-2-10。ABI 检查方法具有检测费用低、检查时间短、可重复检查及患者易接受等特点，临床应用最为广泛。《下肢动脉疾病中国专家诊疗共识》认为，当 ABI 阈值为 0.9 时，诊断 PAD 的阳性预测值为 90%，阴性预测值为 99%，总准确率为 98%。文献研究表明，ABI ≤ 0.9 时，对 PAD 的敏感性为 100%，特异性为 95%。

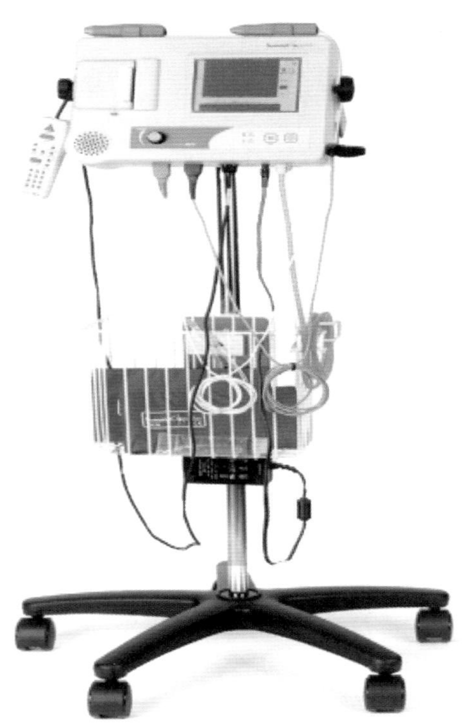

图 2-2-9　四肢多普勒超声机

（1）操作方法：见图 2-2-10。

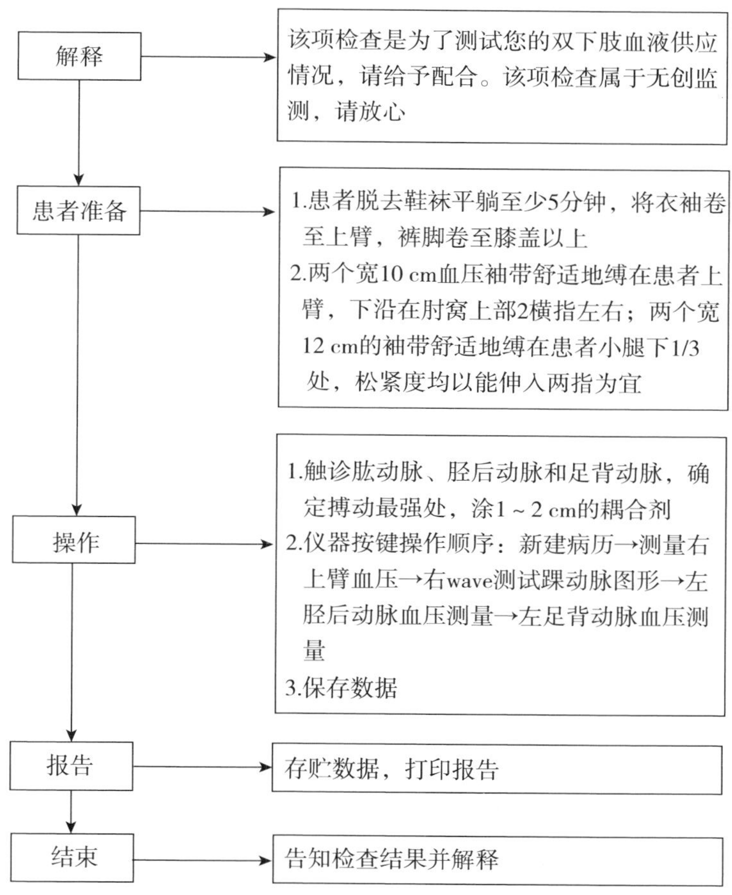

图 2-2-10　四肢多普勒踝肱指数（ABI）检查操作流程

（2）ABI 诊断标准：1.00 ～ 1.30 为正常范围，0.91 ～ 0.99 为临界状态，0.71 ～ 0.90 为轻度动脉病变，0.4 ～ 0.7 为中度动脉病变，< 0.4 为重度动脉病变，> 1.30 提示有动脉钙化。国际糖尿病足工作组强烈推荐，无足溃疡者当 ABI < 0.5 时，应采取血管重建术治疗。

（3）建议：四肢多普勒踝肱指数检查是美国足病医学协会推荐证据，为 1B 级推荐。ABI 可作为初步判断下肢缺血的性质及严重程度的指标，但它不能确定下肢动脉闭塞症血管损伤的具体部位，因操作简便、费用低，在诊断下肢动脉闭塞症中具有重要意义。虽然踝 - 肱指数是诊断 LEAD 最为简便的方法，但仍需要结合动脉彩超检查以明确 LEAD 诊断。

2. 糖尿病性周围动脉病变 ABI 筛查路径

对于 50 岁以上的糖尿病患者，应该常规进行 LEAD 的筛查。对伴有 LEAD 发病危险因素（如合并心脑血管病变、血脂异常、高血压、吸烟或糖尿病病程 5 年以上）的糖尿病患者应该每年至少筛查 1 次。对于有足溃疡、坏疽的糖尿病患者，不论其年龄，都应该进行全面的动脉病变检查及评估。筛查路径见图 2-2-11。

3. 彩色多普勒超声（color doppler ultrasound, CDU）

彩色多普勒超声又称彩超，是一种医用设备，适用于全身各部位脏器超声检查，尤其适用于心脏、肢体血管和浅表器官以及腹部、妇产等检查诊断。彩色多普勒超声检查是检查下肢动脉血运情况的良好工具，对糖尿病 LEAD 的诊断具有重要意义。

（1）操作方法：见图 2-2-12。

（2）结果判断与建议：彩色多普勒超声检查能观察患者下肢动脉血运情况，因其简便、无创、重复性好、价格低廉等被广泛应用于临床。

（三）足底压力检测

足底压力在行走和跑步过程中的功能与作用是足生物力学研究的内容之一，是康复研究的基础。足底压力是指在一定的足底表面上的力分布，数学公式为“力除以接触面积”，经常表示为峰值压力或压力 - 时间积分。峰值压力是指在测量过程中所测足底区域单个传感器记录的最高压力，是临床上较常用的反映足底压力的指标，其大小和部位对于评估足部疲劳的累积和损伤的发生具有重要意义。压力 - 时间积分指的是压力 - 时间曲线以下的面积部分，表现为通常所说的冲量。冲量具体指作用于物体的外力与外力作用时间的乘积，表示力在一定时间内对足底各区域连续作用所产生的积累效应。足底各区域的冲量表示足

底各分区实际的负载，反映了人足在运动时，足底压力的大小和累计时间的长短；而峰值冲量是指在测量过程中所测足底区域单个传感器记录的最高冲量。

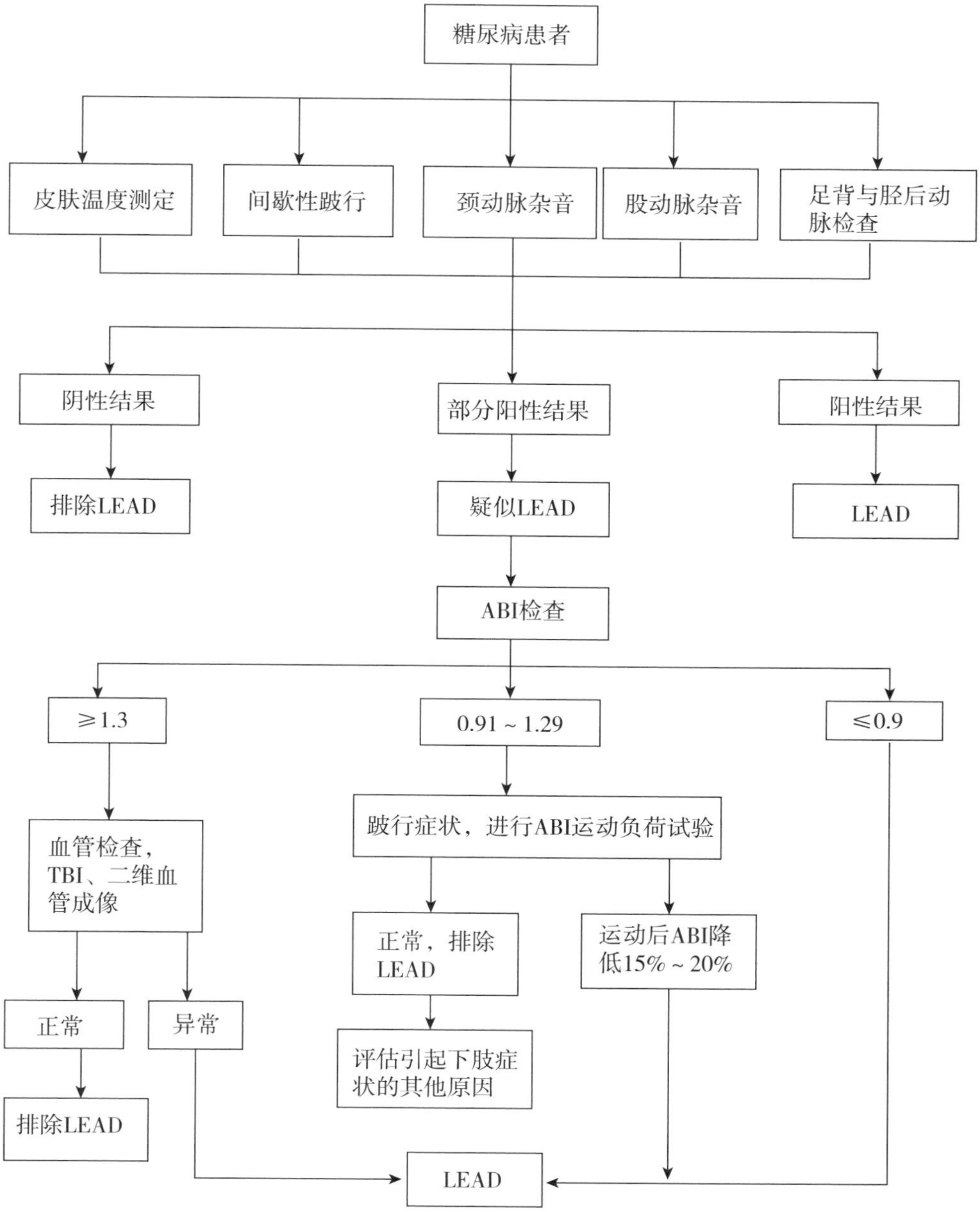

糖尿病患者

皮肤温度测定
间歇性跛行
颈动脉杂音
股动脉杂音
足背与胫后动脉检查

阴性结果
排除LEAD

部分阳性结果
疑似LEAD
ABI检查

阳性结果
LEAD

≥1.3
血管检查，TBI、二维血管成像
正常
排除LEAD
异常

0.91～1.29
跛行症状，进行ABI运动负荷试验
正常，排除LEAD
评估引起下肢症状的其他原因
运动后ABI降低15%～20%

≤0.9

LEAD

图 2-2-11　糖尿病患者筛查 LEAD 的流程图

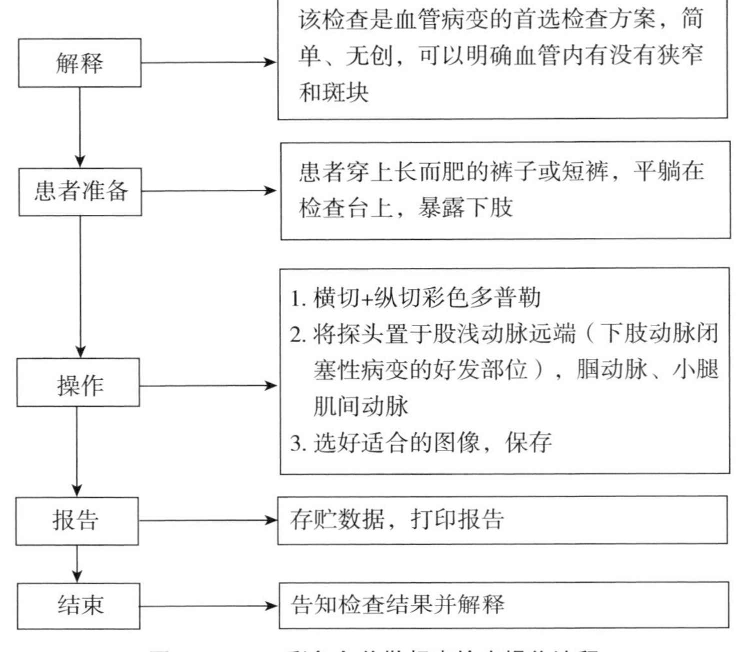

图 2-2-12　彩色多普勒超声检查操作流程

测量足底压力的工具在逐渐发展，从 1930 年最简单的墨印测量足底压力，到 1985 年以后利用电流研究足底压力分布，发展到如今的平板式压力测量，如比利时的 foot-scan® 足底压力测量系统，再到可穿戴监测足底压力的设备，如德国的 Novel Pedar-X® 系统以及我国自主研发的糖尿病智能鞋，足底压力分析已经从简单的生物力学扩展到了生物识别技术的开发、鞋类设计及医学等领域。尤其在医疗领域，足底压力分析技术在康复、步态矫正等方面运用得越来越多。此处介绍比利时 foot-scan 系统的操作。

比利时 foot-scan 系统（图 2-2-13）由测试平板跑道和测试软件组成，跑道有 4 个传感器，测试时受试者在跑道上赤足行走 3 ～ 5 次，平台记录受试者赤足下行走 3 次的动态压力，通过测试了解受试者足弓类型、足底压力分布以及足部内外翻等情况，最终系统自动生成 D3D（dynamic 3-dimensional）图形，可为矫正鞋垫的制作提供参考。

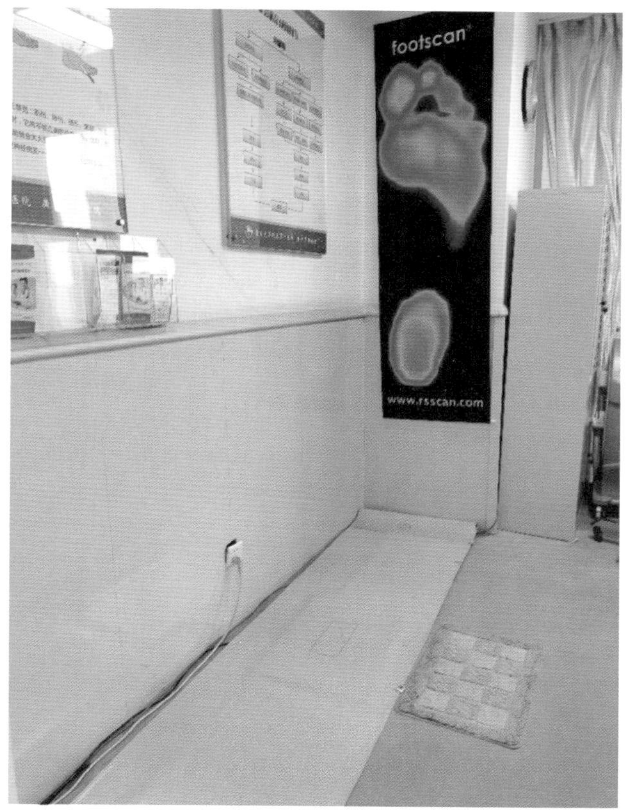

图 2-2-13　比利时 foot-scan 系统

（1）操作方法：见图 2-2-14。

（2）结果判断：受压过大的区域，为足底压力分析图中的红色区域；溃疡的风险区域，65% 的冲量图中红色区域。

（3）建议：对于糖尿病患者，它能识别出高风险的溃疡区域。美国足病协会认为压力测定是识别糖尿病患者溃疡高发区的廉价筛选工具，其证据等级为 1C 推荐。

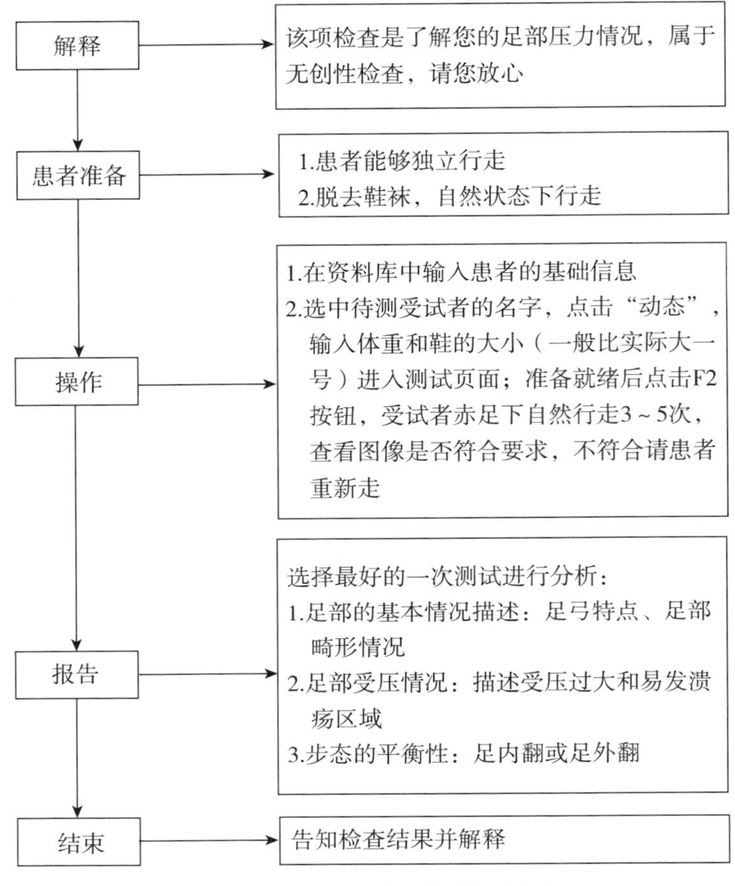

图 2-2-14　足底压力检查操作流程

（四）其他（量表、护理单）

糖尿病足的危险因素有周围神经病变、足溃疡史、血管问题、足部畸形、社会经济状况差等。国内外学者将糖尿病足的危险因素进行整合，形成了评估量表，根据危险因素的数量可将评估结果数字等级化来预测糖尿病足发生的风险程度，并附有相应的随访建议，应用于临床实践并不断持续质量改进。国外糖尿病足危险因素评估工具相对比较成熟，有多个糖尿病危险因素评估工具已经广泛应用于糖尿病足的筛查和预防。像密西根神经筛查量表（MNSI）、美国糖尿病协会糖尿病足风险分级系统、国际糖尿病足工作组（IWGDF）风险分类、

德克萨斯大学糖尿病足风险分类、糖尿病足 60 秒筛查量表等。国内主要是将国外的量表引入使用，此处主要介绍糖尿病足 60 秒筛查量表、Gavin 糖尿病足的危险因素加权值评分以及糖尿病足护理单。

1. 糖尿病足 60 秒筛查量表（表 2-2-1）

2004 年，简化的糖尿病足 60 秒筛查量表是由最初的 60 秒糖尿病足筛查量表改良而成。60 秒糖尿病足筛查量表由 12 个条目组成，在圭亚那这个南美洲第二贫穷的国家得到广泛使用，圭亚那是一个糖尿病发病率和死亡率很高的国家。根据 12 个条目内容评估患者严重程度的不同可得到不同的分数，总分范围从 0 到 25，不同的分数风险分级和随访频率不同。

然而，研究发现，在使用 60 秒糖尿病足部筛查工具的过程中，实际上护士或医生需要平均 7 分钟才能完成足部评估。由于计分系统的复杂性，有时需要的时间甚至长达 21 分钟。因此，在现有工具的基础上，把原来的 12 个条目简化为 10 个条目，并称为简化糖尿病足 60 秒筛查量表。这种简化的筛查工具优点之一是时间效率高，可以让护士在短时间内筛查更多的糖尿病患者；另一个优点是，所有的筛查过程都可以通过护士的提问、检查和触诊来完成，这将使更多的患者能够有效完成筛查。有学者指出，此种简化版筛查工具可以识别出 37% ～ 48% 的糖尿病高风险足患者，尽早采取预防措施，减少截肢的发生。

表 2-2-1　糖尿病足 60 秒筛查量表

	检查双足			
	圈出正确的反应			
	任一“是”表示存在高风险因素			
	左		右	
1. 溃疡史	否	是	否	是
2. 截肢史	否	是	否	是
3. 畸形	否	是	否	是
4. 嵌甲 / 厚甲	否	是	否	是

续表

5. 足背或胫后动脉波动异常	否	是	否	是
6. 活动期溃疡	否	是	否	是
7. 水疱	否	是	否	是
8. 胼胝	否	是	否	是
9. 裂纹	否	是	否	是
10. 尼龙丝检查异常	否	是	否	是

2. Gavin 糖尿病足的危险因素加权值评分

Gavin 糖尿病足的危险因素加权值评分（表 2-2-2）是由加利福尼亚大学的 Gavin 等 1993 年研制的。该评估工具不仅要评估患者的血管状况、足部畸形、保护感觉和溃疡或截肢病史，还需要评估患者的心脏病、吸烟史、糖尿病病史和视网膜病变情况，并计入加权值得分。不同的危险因素给予不同的加权值得分，根据分值不同构建三个风险等级群体：低危足（1 ～ 3 分）、中危足（4 ～ 8 分）和高危足组（9 ～ 13 分），每组群体被给予相应的管理策略。该方法评分较简单，在国内外得到了广泛的应用，但其缺点是监测过于粗略抽象，且缺乏具体的判断评分标准。

表 2-2-2　Gavin 糖尿病足的危险因素加权值评分

危险因素	权重	危险因素	权重
血管疾病	1 分	糖尿病病史 10 年以上	2 分
足部畸形	2 分	糖尿病肾病或视网膜病变	1 分
保护性感觉缺失	3 分	溃疡史或截肢史	3 分
心脏疾病 / 吸烟史	1 分		

3. 糖尿病足护理单

为了加强广东省医疗机构护理文书的管理工作，规范临床护理行为，改进

临床护理工作模式，提高专科护理质量、护理文书书写质量和效率，广东省卫生厅在遵从原卫生部《病历书写基本规范》及《广东省病历书写规范》有关规定的基础上，组织编写《临床护理文书规范（专科篇）》，其中纳入了内、外、妇、儿、老年等多个专科护理单，强调了专科情况的评估，为制定具有专科护理特色的护理计划提供依据。

糖尿病足护理单（表 2-2-3）作为糖尿病专科护理评估单之一，是由糖尿病足护理评估、评估意见和护理措施整合而成，包含了护理目标、适用范围、格式与内容、书写说明、相关知识五个部分。

表 2-2-3　糖尿病足护理单

姓名：　性别：　年龄：　诊断：　科室：　床号：　住院号 /ID 号：

足溃疡史：□否 / □是　部位：　截肢史：□否 / □是　部位：

日期											
时间											
评估项目		左	右	左	右	左	右	左	右	左	右
足部异常感觉	麻木										
	疼痛										
	瘙痒										
皮肤颜色●	暗紫										
	苍白★										
	红润（正常）										
畸形●	有										
胼胝●	部位										
	大小										
皲裂●	部位										
	深度										

续表

趾甲●	过长										
	增厚										
	嵌甲										
	灰甲										
水疱	部位										
	大小										
溃疡	部位										
	大小										
	深度										
	潜行										
	渗液										
	气味										
	颜色										
坏疽●★	部位										
足背动脉搏动	正常										
	减弱										
	未能触及★										
胫后动脉搏动	正常										
	减弱										
	未能触及★										
音叉振动觉●	≥ 5										
	< 5										
温度觉●	正常										
	异常										
尼龙丝压力觉●	正常										
	缺失										
	消失★										
跟腱反射	正常										
	异常										
鞋●	合适										
	不合适										

续表

袜●	合适					
	不合适					
评估意见	未发现明显问题					
	需进一步评估					
	采取相应护理措施					
	Wagner 分级：0 级 1 级 2 级 3 级 4 级 5 级					
护理措施						
1. 选用柔软、宽头、厚底、大小合适的鞋						
2. 穿鞋前检查鞋内有无异物						
3. 避免赤足行走、赤足穿鞋						
4. 选用袜口较松的浅色、棉质、无破损的袜子						
5. 保暖，不建议使用热水袋和电热毯						
6. 睡觉时穿袜子						
7. 用 37℃温水洗脚 10 ～ 15 分钟						
8. 平剪、磨平趾甲						
9. 涂护肤油（趾缝除外）						
10. ＜ 5 mm 的水疱，贴透气性薄膜						
11. ＞ 5 mm 的水疱，注射器抽吸，贴透气性薄膜						
12. 告知患者避免自行处理胼胝						
13. 戒烟						
14. 联系矫形鞋						
15. 有★标志者，马上联系医师						
Wagner 1 级及以上者：除以上措施外						
1. 请造口 / 伤口专科护士会诊						
2. 与医生沟通，进行处理						
责任护士签名						
审核者签名						

（1）护理目标：评估糖尿病患者，特别是存在糖尿病足危险因素的患者，及时发现各种糖尿病足高危因素，采取相应的护理措施，预防糖尿病足的发生。

（2）适用范围：本单适用于糖尿病患者。

（3）格式与内容：糖尿病护理单格式见表2-2-3，内容包括眉栏、日期、时间、评估项目、评估意见、护理措施等。

（4）书写说明

①评估时机：糖尿病患者入院时评估，出院前评估，住院期间发现患者足异常问题或患者主诉有异常时随时评估。

②请在适当的栏目画“√”。

③填写项目：

足溃疡史、截肢史，若填“是”时，用清晰、准确的文字注明部位。

水疱：出现水疱时请描述其部位及大小。

溃疡：用文字描述其部位、大小、深度、气味、颜色。可用探针检查潜行的深度并用文字描述。

胫后动脉搏动和足背动脉搏动的强弱，与患者自身桡动脉搏动相对比。

表中所提到的“部位”用文字注明，大小填具体数值，如 1 cm × 1 cm。

④护理措施如有未在护理栏的，请在空白栏加以说明。

⑤记录时间应具体到分钟，责任护士记录后签全名。

（5）相关知识

①存在糖尿病足危险因素：

A. 足部感觉异常：麻木、疼痛、瘙痒等。

B. 皮肤颜色：是指下肢皮肤颜色，反映局部组织循环功能障碍导致的缺血、淤血程度。在光线充分下进行观察，注意照明不能有光线明暗的差异。正常：观察部位颜色淡红，或与健侧皮肤的颜色相一致；异常：包括暗紫色、苍白等色泽变化。若颜色暗红，有散在淤点，说明静脉回流受阻。皮肤颜色呈深咖啡样青紫色，提示有发生静脉阻塞的危险。颜色变淡或苍白，提示动脉供血不足。

颜色花斑（苍白与瘀紫交错），说明动静脉均不通畅。

C. 足部畸形：高弓足、扁平足、踇外翻、爪形趾、锤状趾以及夏科足。

D. 胼胝或皲裂：胼胝是由于过度的机械压力而形成的过厚的角质层。皲裂是主要发生在手足的常见皮肤病，是指由于各种原因引起手足皮肤的干燥和开裂，多发生在足跟、足趾外侧等。

E. 周围神经检查异常。

F. 足部动脉搏动减弱或消失。

G. 趾甲异常、鞋或袜不合适。趾甲异常包括趾甲过长、增厚、嵌甲、灰甲等。鞋子合适特点：轻便合脚、特定的深度可更换鞋垫、宽敞的足趾空间、透气性好、鞋内平整光滑、减震。袜子合适特点：天然的材料如棉线、羊毛等制成的袜子，浅色、大小合适、内部平整。

有上述表现中的任何一项，并且足部皮肤完整，无开放性病灶的糖尿病足（Wagner 0 级），可认为是糖尿病高危足。

②糖尿病足护理单的具体内容：

A. 询问病史（溃疡史及截肢史）。

B. 临床检查：询问患者有无足部感觉异常，包括麻木、疼痛、瘙痒等；观察足部皮肤颜色，有无畸形、胼胝、皲裂、水疱、溃疡以及趾甲的情况。

C. 周围血管检查：通过触诊可扪及足背动脉和胫后动脉搏动来了解足部大血管病变，但由于先天解剖变异，约 10% 的正常人不能触及足背动脉搏动，因此，了解胫后动脉搏动消失情况更有意义。

D. 周围神经检查：128 Hz 音叉检查振动觉、10 g 尼龙丝检查压力觉、40 g 大头针检查痛觉、凉温棒检查温度觉、跟腱反射情况。

筛查后护士在护理单的相应栏目画“√”（具体见表 2-2-3）。患者住院期间一般只记录两次，即在入院时及出院前；住院期间发现患者足部有异常问题或患者主诉有异常时随时记录。糖尿病足护理单作为护理文书，跟随患者的住院病历归档。

二、糖尿病足高危因素粗略筛查技术

国际糖尿病足工作组（IWGDF）糖尿病足诊治指南指出：识别糖尿病足的危险因素，定期检查和评估具有危险因素的足是防治糖尿病足的关键要素。糖尿病足治疗相当困难，周期长，溃疡和截肢所带来的医疗耗费巨大，给患者带来极大痛苦及沉重的负担。在美国，约有 2.5% 的糖尿病患者会发生糖尿病足问题，占住院糖尿病患者的 20%。这些患者住院时间延长且需要数亿万美金的管理费用。国内一个多中心研究显示，治疗糖尿病足部溃疡的费用为 10 998 ～ 14 906 元人民币，截肢的费用为 14 012 元人民币。而研究实践已证明，糖尿病足是可防可治的，国外研究证明，即使已有糖尿病足的危险因素存在，良好的足部护理和预防也能使多达 80% 的患者不发生足部溃疡。通过糖尿病足早期筛查，可帮助医护人员识别出糖尿病足危险因素和对糖尿病足高危因素进行管理，减少足部溃疡和截肢的发生，从而减少医疗费用的支出，提高患者的生活质量。因此，糖尿病足高危因素的筛查技术是重要的前提条件。前面章节已经介绍了多种糖尿病足筛查工具和筛查流程，本节重点介绍借助糖尿病足感觉神经筛查套件和糖尿病足护理单进行的粗略筛查技术。

（一）筛查内容及方法

1. 足部动脉触摸

足背动脉位于伸肌上支持带下缘续于胫前动脉，在踝关节前方行于䠅长肌腱和趾长肌腱之间，位置表浅。胫后动脉为腘动脉的直接延续，在腘肌下缘分出后，向下行于小腿屈肌浅、深两层之间，经内踝后方，通过屈肌支持带深面转入足底，分为足底内侧动脉和足底外侧动脉两个终支。

足背和胫后动脉触摸：首先触摸上肢桡动脉搏动情况，然后操作者用右手的示、中指触摸右下肢足背动脉及胫后动脉。同种方法触摸左侧。下肢动脉搏动强弱是依据上肢桡动脉搏动的情况来判断，如图 2-2-15、图 2-2-16 所示。

2. 温度觉检查

温度觉检查工具有定量感觉测定仪和定性的凉温棒（Tip-therm）（图 2-2-17），

定量感觉测定仪工具重复性差，费用较贵，较少用；而凉温棒是进行大规模周围神经筛查的理想工具，此法简单易行，应用广泛。

（1）冷热觉检测：双足暴露在室温下约 10 分钟，室温 23 ～ 26℃，同患者解释并在患者双足温度觉敏感处检测，冷、热觉各操作一次，让患者说出冷、热觉情况。每次操作温度棒需要在皮肤停留时间至少 10 秒。结果判断：患者能区分冷热感觉为正常，不能区分为异常（图 2-2-18）。

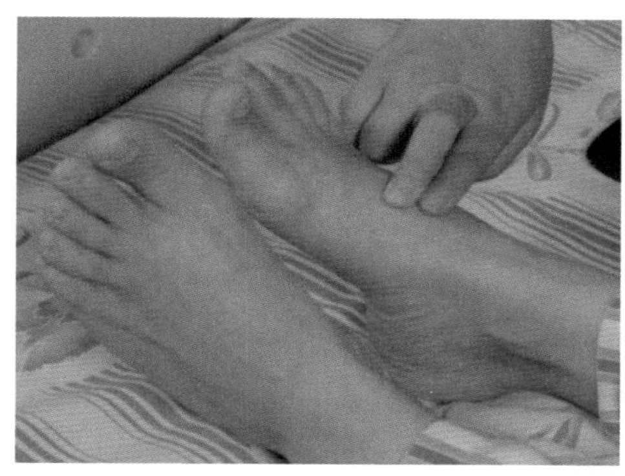

图 2-2-15　足背动脉触摸

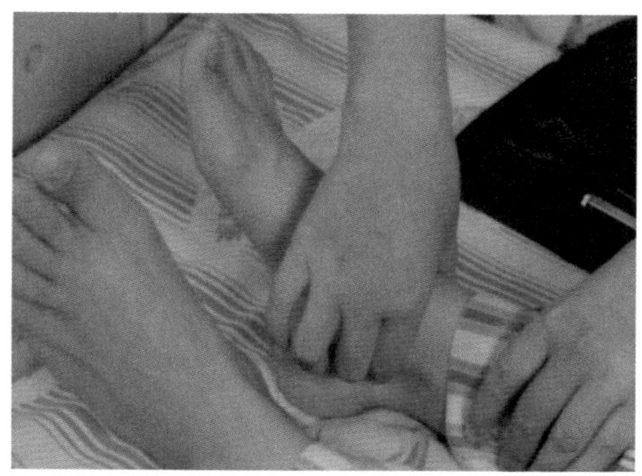

图 2-2-16　胫后动脉触摸

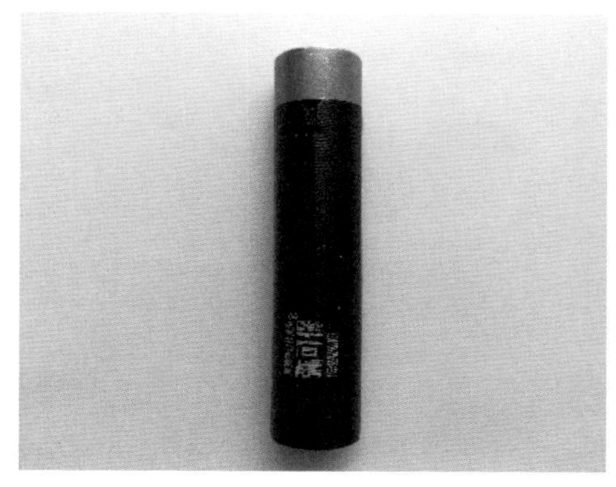

图 2-2-17　凉温棒示意图

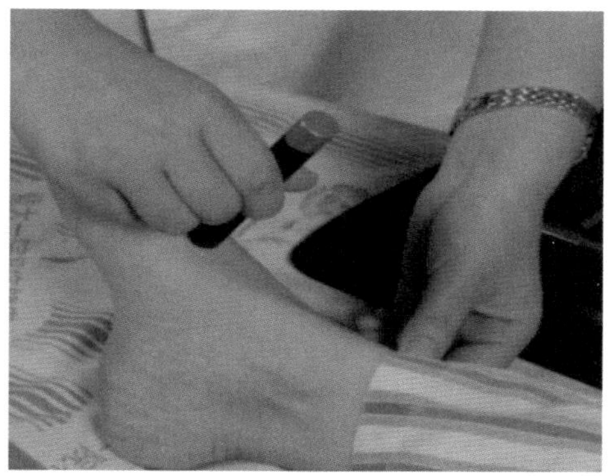

图 2-2-18　冷热觉检测

（2）表皮温度检测：双足暴露在室温下约 10 分钟，室温 23 ～ 26℃，使用红外线表皮温度计，向患者解释并在上肢检测，在双下肢足背取相同部位测量足部温度，如图 2-2-19、图 2-2-20 所示。结果判断：如果两侧温度差超过 1℃为异常。

3. 振动觉检查

国际糖尿病足工作组（IWGDF）和《中国2型糖尿病防治指南（2017版）》均推荐使用128 Hz定量音叉进行振动觉检查（图2-2-21）。128 Hz音叉的刻度从下到上是从0到8。

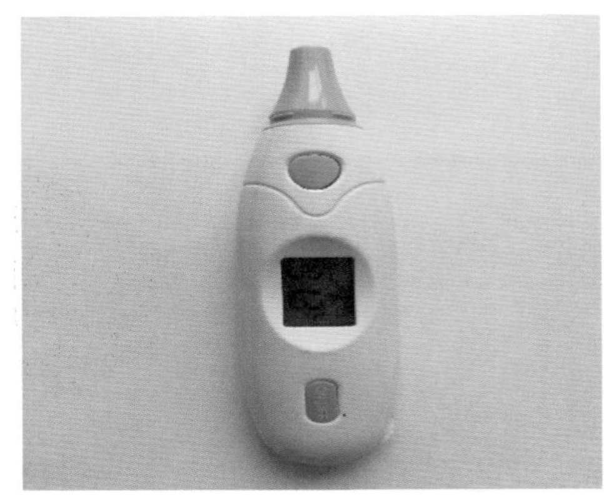

图2-2-19　红外线表皮温度计

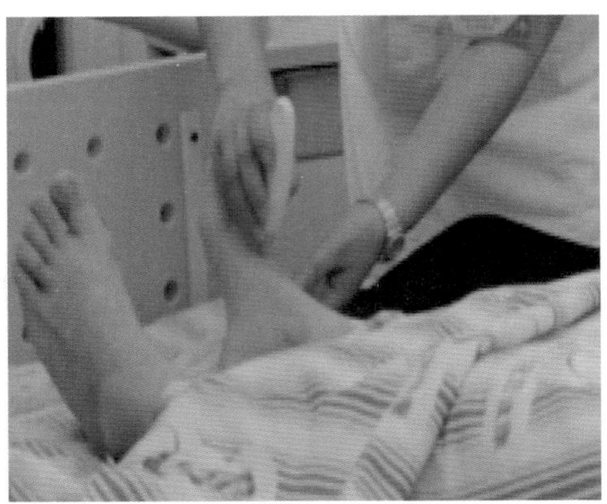

图2-2-20　表皮温度检测

具体操作（图2-2-22）：

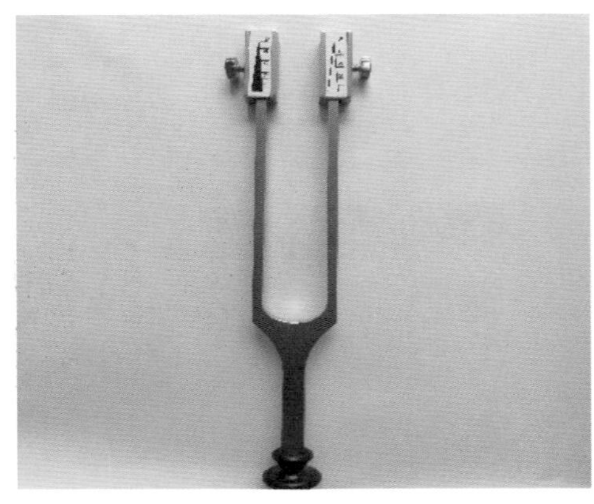

图2-2-21　128 Hz音叉示意图

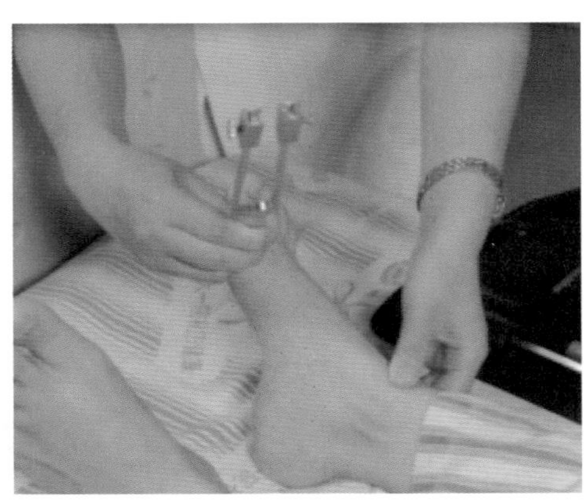

图2-2-22　128 Hz音叉振动觉检查

（1）首先在一个安静的环境中，嘱患者闭眼，将128 Hz音叉置于腕部感知。

（2）置于患者足背的骨性凸起部位，常用部位为第一跖趾关节处，重复两次，至少一次为虚假应用，询问患者是否有振动觉。

（3）当患者感觉不到振动时读数，若刻度≥ 5 秒，则振动觉正常，若刻度 < 5 秒则振动觉异常。同种方法检查对侧足部振动觉。

4. 压力觉检查

压力觉检查常用尼龙单丝（Semmes Weinstein 5.07/10 g）。单丝检查可反映患者的足部压力觉情况，可预测足溃疡发生的风险。

具体操作（图 2-2-23）：

（1）用 10 g 尼龙丝，先在患者的手掌上实验 2 ～ 3 次，施压力使尼龙丝弯曲 1 cm，询问患者的感觉［在患者的手上（或肘部）敷上单丝来证明这种感觉是什么样的］。

（2）在左足相应位置测试，测试下一点前应停止 2 ～ 3 秒，避免在胼胝处测试。测试点（3 点）位置分别为大踇趾腹、大踇趾对应的足掌处和小趾对应的足掌处；测试部位见图 2-2-24。在同一个位置上重复此操作两次和一次假刺激（每个位置共有三个问题）。如果患者三次操作中有两次答对了，那么每个部位都会有保护性感觉；若三次操作中两次没有答对，就判断为保护性感觉缺失。患者感觉到 3 个点为正常，患者仅感觉到 1 ～ 2 点为缺失，所有点无感觉为消失。

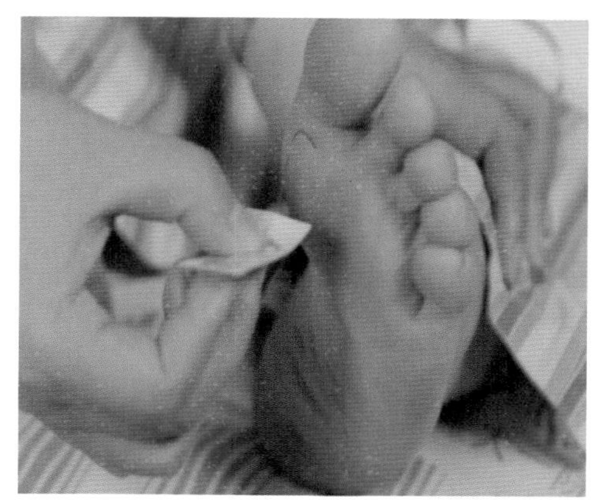

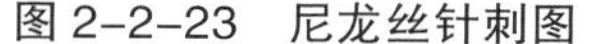

图 2-2-23　尼龙丝针刺图

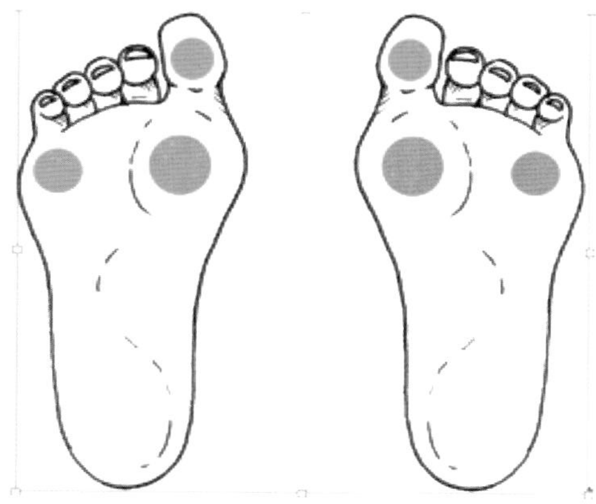

图 2-2-24　尼龙丝针刺定位示意图

（3）同种方法检查右下肢。

（4）记录患者缺失点情况。

5. 针刺定位觉

针刺定位觉主要反映 A β 和无髓纤维 C 受损导致的触觉。受试者感知针刺感的能力与溃疡发生的风险相关。目前使用 40 g 针头判断患者的定位觉。针刺觉检查实施的一致性较差，主观性较大，有可能导致患者足部损伤的风险，因此，应用不广泛。IWGDF 也未把针刺觉列入筛查建议中，但《中国 2 型糖尿病防治指南（2013 版）》及 ADA 仍建议将针刺觉检查与其他筛查方法联合使用。

具体操作（图 2-2-25）：

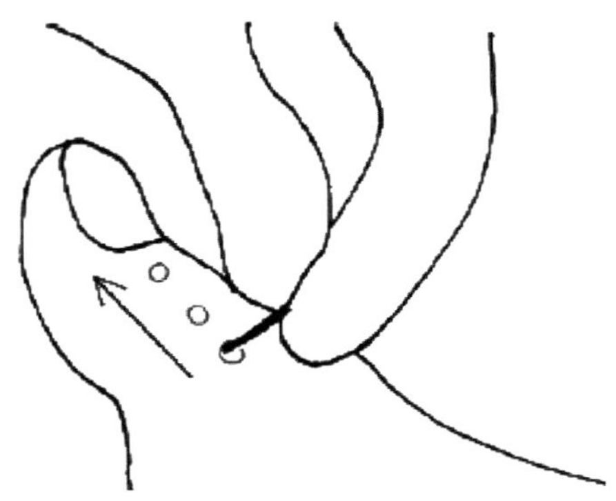

图 2-2-25　针头针刺定位觉示意图

（1）向患者解释并用压力针头或大头针轻压患者颈部、手腕内侧或膝盖内侧，使患者感受什么是痛觉。

（2）检查右足：操作者用压力针头或大头针置于患者跗趾背侧表面，从近端到趾甲移动，压力正好为让皮肤变形时的力度；询问有无疼痛及疼痛程度，以评判对疼痛的感觉。

（3）避免在溃疡、胼胝、瘢痕、坏死组织处针刺。

（4）同种方法检查对侧足部，记录患者针刺情况。

结果判断：根据患者对不同部位疼痛的描述来判断患者是否痛觉异常。

6. 跟腱反射检查

跟腱反射，又称踝反射，常用叩诊锤来评估。跟腱反射能够反映神经系统

深反射，跟腱反射消失与足部溃疡的风险增加有关。其检查方法较为成熟，一致性好。

具体操作（图 2-2-26）：

（1）同患者解释并告知操作需要配合的情况。

（2）患者站立，一侧下肢膝盖跪在床边或凳子上，另外一侧下肢站立于地，操作者用踝反射锤敲击患者跟腱处，观察踝反射情况。

（3）对于平仰卧患者，操作者将患者膝关节屈曲外展，把持患者足尖并使稍背曲，叩击跟腱，观察踝反射情况。

（4）同方法操作另一侧，记录。

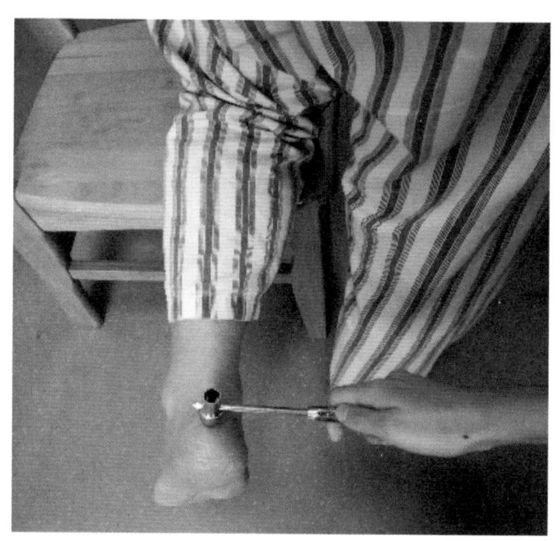

图 2-2-26　跟腱反射检查

结果判断：正常反应为腓肠肌收缩，足向趾面屈曲。在静息或加强力度的情况下跟腱反射均缺失，被认为跟腱反射异常。跟腱反射诊断 DPN 的准确性和特异性不如压力觉或振动觉试验。

为保证结果的准确性，以上操作都需要患者紧闭双眼，在操作过程中避免使用暗示性语言，做到真实客观。

（二）筛查流程

糖尿病足筛查流程见图 2-2-27。

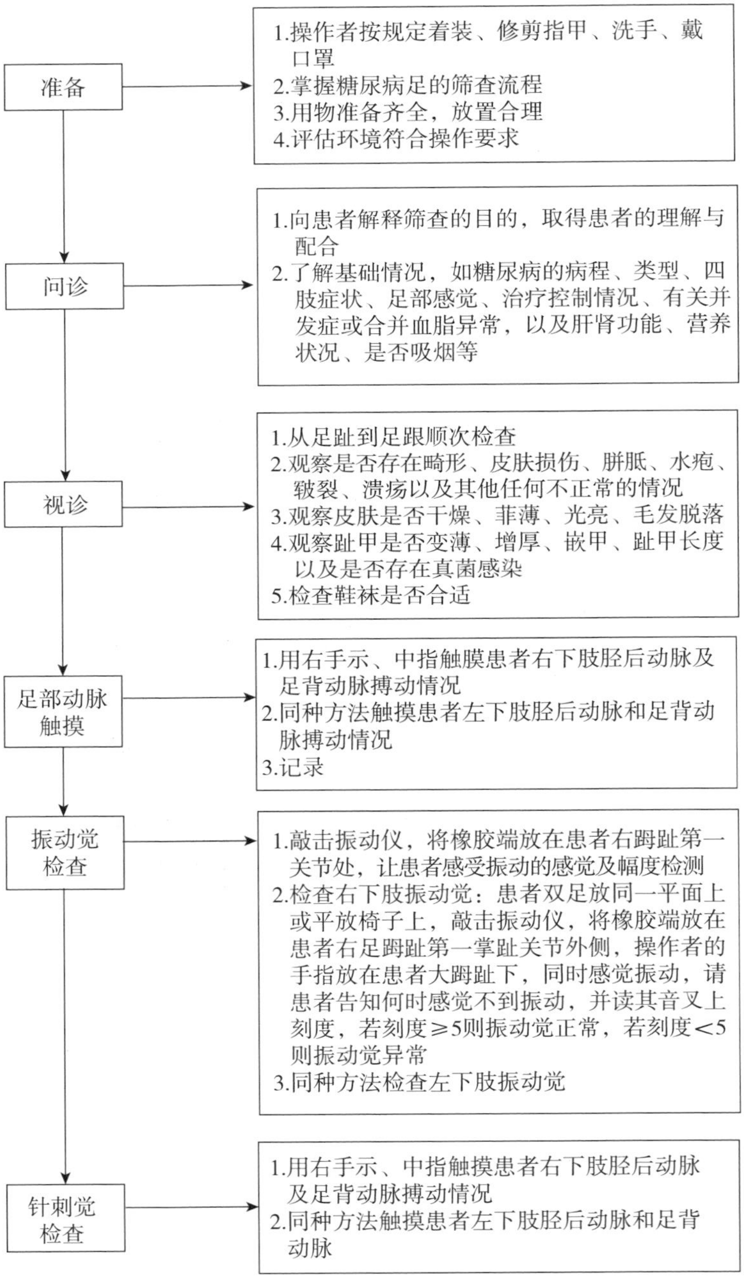

准备	1.操作者按规定着装、修剪指甲、洗手、戴口罩 2.掌握糖尿病足的筛查流程 3.用物准备齐全，放置合理 4.评估环境符合操作要求
问诊	1.向患者解释筛查的目的，取得患者的理解与配合 2.了解基础情况，如糖尿病的病程、类型、四肢症状、足部感觉、治疗控制情况、有关并发症或合并血脂异常，以及肝肾功能、营养状况、是否吸烟等
视诊	1.从足趾到足跟顺次检查 2.观察是否存在畸形、皮肤损伤、胼胝、水疱、皲裂、溃疡以及其他任何不正常的情况 3.观察皮肤是否干燥、菲薄、光亮、毛发脱落 4.观察趾甲是否变薄、增厚、嵌甲、趾甲长度以及是否存在真菌感染 5.检查鞋袜是否合适
足部动脉触摸	1.用右手示、中指触膜患者右下肢胫后动脉及足背动脉搏动情况 2.同种方法触摸患者左下肢胫后动脉和足背动脉搏动情况 3.记录
振动觉检查	1.敲击振动仪，将橡胶端放在患者右踇趾第一关节处，让患者感受振动的感觉及幅度检测 2.检查右下肢振动觉：患者双足放同一平面上或平放椅子上，敲击振动仪，将橡胶端放在患者右足踇趾第一掌趾关节外侧，操作者的手指放在患者大踇趾下，同时感觉振动，请患者告知何时感觉不到振动，并读其音叉上刻度，若刻度≥5则振动觉正常，若刻度<5则振动觉异常 3.同种方法检查左下肢振动觉
针刺觉检查	1.用右手示、中指触摸患者右下肢胫后动脉及足背动脉搏动情况 2.同种方法触摸患者左下肢胫后动脉和足背动脉

图 2-2-27　糖尿病足筛查流程

（三）筛查频率

无周围神经病变者每年检查一次；有周围神经病变者每 6 个月检查一次；有周围神经病变合并周围血管病变者和（或）足畸形者每 3 ～ 6 个月检查一次；有周围神经病变合并下肢溃疡病史或截肢病史者每 1 ～ 3 个月就应该检查一次。

三、糖尿病足筛查结果的判断与分级

目前，国外的糖尿病高危足的筛查与分级方法比较成熟，主要的筛查工具包括国际糖尿病足工作组（IWGDF）糖尿病足危险因素分级管理系统、美国糖尿病协会（ADA）糖尿病足高危因素分级系统等，国内应用最多的是 Gavin 糖尿病足危险因素加权值评分。

1. ADA 糖尿病足高危因素分级系统

糖尿病足高危因素分级系统是 2008 年美国糖尿病足兴趣小组在美国内分泌临床专家指导下制定而成，针对患者存在的高危因素进行分级，并给出相应的处理建议和随访建议（表 2-2-4）。

表 2-2-4　ADA 糖尿病足高危因素分级系统

危险等级	定义	治疗护理建议	随访建议
0	无保护性感觉缺失（LOPS），无周围动脉病变（PAD），无畸形	• 患者教育，包括穿鞋的建议	每年由普通医生或专科医生（护士）检查一次
1	有保护性感觉缺失，有或无足部畸形	• 建议穿规范（按规定）或合适（可调节）的鞋 • 如果足畸形在合适（可调节）的鞋内都不安全的话，考虑预防性手术。继续患者教育	每 3 ～ 6 个月由普通医生或专科医生（护士）检查一次

续表

危险等级	定义	治疗护理建议	随访建议
2	周围动脉病变，有或无保护性感觉缺失	• 建议穿规范（按规定）或合适（可调节）的鞋 • 建议结合血管（外科）咨询（会诊）随访	每隔 2 ～ 3 个月由专科医生（护士）检查一次
3	有溃疡或截肢史	• 同危险等级 1 • 如果存在周围神经病变，建议血管外科医生咨询随访	每隔 1 ～ 2 个月由专科医生（护士）检查一次

ADA 糖尿病足风险分级系统由四个级别组成。但等级水平的判断应根据是否存在保护性感觉缺失（loss of protective sensation, LOPS）和周围动脉病变（peripheral arterial disease, PAD）。定义 LOPS 或 PAD 的标准比较复杂，应借助的工具有单丝、音叉、超声多普勒、血流检测仪和血压计。ADA 糖尿病足高危因素分级系统是有处理建议的分级系统，其筛查方法能得到很好的借鉴，但是该分级系统缺乏预防足溃疡的效果研究，并没有得到广泛应用。为保证糖尿病足高危因素分级管理的统一性，建议依据其筛查方法进行分级。

2. IWGDF 糖尿病足危险因素分级管理系统

IWGDF 1999 年首次发布关于糖尿病足和预防糖尿病足管理的共识和实践指南，根据患者有无周围神经、血管病变，足溃疡史、截肢史进行分级，分为 0、1、2、3 级。该分级系统可预测糖尿病足溃疡和截肢发生率，详见表 2-2-5。

表 2-2-5　IWGDF 糖尿病足危险因素分级

风险类别	风险标准	足筛评估	预防措施	足部随访
低风险 0 级	无周围神经病变 无周围血管病变 无足畸形 无溃疡史	压力觉、振动觉存在，ABI > 0.8 无足部畸形 无足溃疡史或截肢史	自我足部护理知识教育： 1. 每天检查足部 2. 洗脚后擦干脚趾缝隙 3. 购买鞋子的建议 4. 示范正确的修甲操作	每年一次
高风险 1 级	周围神经病变 无周围血管病变 无足畸形 无溃疡史	压力觉、振动觉异常	1. 到足治疗师门诊进行规律的足部护理（洗脚、剪指甲、修剪胼胝） 2. 对皮肤干燥、足癣、灰指甲涂护肤液或药物治疗 3. 洗脚水温小于 37℃ 4. 不要用热水袋 5. 避免赤脚走路	6 个月一次
高风险 2 级	周围神经病变 周围血管病变 或伴有足畸形	无法触及或不明显的足背或胫后动脉搏动 ABI < 0.8 伴有或不伴有足部畸形	同高风险 1 级 必要时足部咨询会诊 足部发冷、发绀和疼痛提示需要干预治疗	3 个月一次
高风险 3 级	足溃疡史	足溃疡史或截肢史	同高风险 1 级 必要时会诊：当创伤伤口发展为足部溃疡时，需要紧急皮肤科干预，并教育患者需要休息，定期敷料，及早报告问题	1 ～ 3 个月一次

IWGDF 糖尿病足危险因素分级管理系统可以早期识别糖尿病患者足部高危因素和发现高危足患者。IWGDF 糖尿病足工作组糖尿病足危险因素分级管理系统在国际上应用最为广泛，自 1999 年以来不断被更新，但是该分级系统未根据

不同的级别给予处理建议，且没有进行干预性研究，无法观察到分级管理后的效果，缺乏教育计划。曾有报道认为该分级系统低估了周围动脉病变（PAD）和截肢史的影响。

3. Gavin 糖尿病足的危险因素加权值评分

具体内容见本章 P58 页。

4. Scottish 糖尿病足风险分级系统

该系统由苏格兰糖尿病小组（The Scottish Diabetes Group, SDG）于 2002 年首次颁布（表 2-2-6），根据患者足部动脉搏动、足结构畸形、足溃疡史、感觉神经、视力障碍分为高风险、中风险、低风险足。Scottish 糖尿病足风险分级系统具有较高的诊断价值，其 Kappa 值 0.95；2006 年对其进行更新，评价指标包括：足部动脉搏动、10 g 单丝感觉神经检查、视力障碍、足结构畸形、足溃疡史和截肢史。没有危险因素为低危足，具有 1 个危险因素为中危足，具有 2 个及以上或曾有足溃疡史者为高危足。通过用该工具对 3526 例社区糖尿病患者的随访发现，高危足患者比低危足患者随访中更容易发生糖尿病足，且不容易愈合，同时死亡率也更高。该分级系统主要是识别低风险足发生足部溃疡的风险。有研究显示，应用足部危险因素评分量表比传统单一的诊断方法更能预测糖尿病足的发生，但是其分级方法过于粗略，不利于分级管理。

表 2-2-6　Scottish 糖尿病足风险分级系统

风险分级	定义	管理措施
高风险	有溃疡或截肢或多种危险因素，如感觉丧失或周围血管疾病的征象，有胼胝或畸形等	由专业足科医生或足部保护团队成员根据需要进行年度评估或 1 ～ 3 个月评估一次。由专科医生或足病医生根据患者的需求商定并量身定制管理 / 治疗计划。提供书面和附有紧急联系电话的口头教育。必要时转介专家干预

续表

风险分级	定义	管理措施
中风险	一个危险因素，表现为感觉丧失或周围血管疾病的迹象，伴或不伴有胼胝或畸形	由足科医生或足部保护团队成员根据需要进行年度评估或每月 3 ～ 6 次。由足科医生或 FPT 根据患者的需求商定并量身定制管理 / 治疗计划。通过紧急联系电话提供书面和口头教育。必要时转介专家干预
低风险	没有任何危险因素，如没有感觉丧失，没有外周血管疾病的迹象及其他危险因素	经过适当培训的医疗保健专业人员进行年度筛查，商定自我管理计划。通过紧急联系电话提供书面和口头教育。如果 / 当需要时，可以咨询足科医生

5. Texas 大学糖尿病足风险分级系统（The University of Texas Diabetic Foot Risk Classification System，UTDFRCS）

Texas 大学糖尿病足风险分级系统（表 2-2-7）共分为 7 级，其中 0 ～ 3 级是高危足分级，4 ～ 6 级是描述糖尿病足溃疡分级情况，主要包括糖尿病、足部畸形、踝肱指数、趾肱指数、足部感觉、足溃疡史和夏科关节病史。根据分级类别给出了患者随访建议，并描述了 1 级、2 级发生足溃疡的风险。该分级系统多用于糖尿病足溃疡的分级描述，可以预测患者足溃疡的愈合时间。

表 2-2-7　Texas 大学糖尿病足风险分级系统

国家循证指南风险分级	国家循证指南风险定义	国家循证指南足部检查频率
低风险	没有任何危险因素且没有足溃疡和截肢史	每年一次
中风险	有任一个危险因素且没有足溃疡和截肢史	每 3 ～ 6 个月一次
高风险	有两个或两个以上危险因素，和（或）足溃疡和截肢史	每 1 ～ 3 个月一次

6. 糖尿病足 60 秒筛查量表

由加拿大多伦多大学的 Sibbald 等于 2012 年制定。该方法简单，且整个评估过程不超过 1 分钟。该问卷分两个部分，第一部分为评估内容，第二部分为填写说明。量表包括询问和观察患者有无足溃疡史和截肢史；物理检查包括有无足部畸形、嵌甲及足背动脉搏动；足部损伤包括有无活动性溃疡、水疱、胼胝和足部皲裂；神经病变主要通过 10 g 单尼龙丝进行检查，共 4 个维度、10 道题，每个题目需要填写“是”或“否”，双足筛查完毕只须 60 秒，并附有操作视频。如果双足 10 个题目结果均为“否”，则为阴性，患者每年常规进行一次足部检查即可；如果任何一只足的任何一个题目结果为“是”，则为“阳性”，需要立即转诊给足病治疗师或专业的足病预防、治疗团队进行处理。利用此量表可以识别出 37% ～ 48% 的糖尿病高危足患者，尽早采取预防措施，减少截肢的发生。该方法简单，评估时间短，节约人力，在国外已广泛使用，且经检验该问卷具有较好的信效度。简化 60 秒工具（详见表 2-2-1）与其他工具的不同之处在于，它可以在尽可能短的时间内完成评估，这是一个很大的优势。其他评估工具没有提到评估过程需要的时间。另一个经济问题也同样值得关注。简化的 60 秒工具只需要 10 g 单丝和 128 Hz 音叉等简单的评估工具。在一些贫穷国家，患者需要支付评估检查的费用，因此使用简化 60 秒工具进行评估的费用相对较低。尽管简化 60 秒工具没有直接给出危险等级水平，但它根据具体的危险因素的数量提出了不同的随访时间框架（表 2-2-8）。IWGDF 分级系统通常可与简化的 60 秒评估工具联合使用，有利于评估者更清楚地筛查随访结果。

表 2-2-8　随访时间框架

筛查结果	随访频率
既往溃疡史，截肢史，活动性溃疡，嵌甲	1 ～ 2 个月随访一次
足趾畸形，周围血管疾病，无动脉搏动	3 ～ 4 个月随访一次
神经病变（4/10 单丝、老茧、水疱）	6 个月随访一次
无阳性发现者	12 个月随访一次

国外糖尿病高危足筛查量表成熟，应用广泛；国内糖尿病高危足筛查量表自制的比较少，大多应用国外量表。量表仅仅是一个筛查工具，实际的护理管理是最重要的，做好预防护理，防止糖尿病足发生才是重点。

（刘雪彦　瞿良琴　唐美丽　廖洋洋　黄洁微）

第三节　糖尿病伴周围神经病变患者足部筛查案例分析

一、病例简介

患者，凌某，男，67 岁，小学学历。糖尿病病史 10 余年，高血压 13 年，2015 年诊断为周围神经病变、周围血管病变。现因双足麻木、左趾关节疼痛 5 天入院治疗。

二、护理评估

1. 生理评估　入院时体温 36.8℃，脉搏 87 次 / 分，呼吸 18 次 / 分，血压 160/90 mmHg，体重 90.1 kg，身高 178 cm，BMI 28.4 kg/m^2。

（1）患者左趾关节肿痛，启用糖尿病足护理单，糖尿病足 Wagner 0 级（糖尿病足护理单异常情况：足部麻木，皮温、足背动脉搏动、胫后动脉搏动、音叉振动觉、温度觉、尼龙丝压力觉皆异常）。

（2）Caprini 静脉血静脉血栓形成风险评分 4 分，属于高危。

（3）疼痛评估：入院时数字词语描述 2 分。

2. 自我管理能力评估　长期独居；未规律服用降糖、降压等药物；疾病知识缺乏。

3. 心理评估　患者性格外向乐观，与医护人员及家属沟通良好，对足部疼痛及麻木、高血糖、高血压表示担心。

三、足筛结果及实验室检查阳性指标

1. 糖尿病足筛查结果　见表 2-3-1。

表 2-3-1　糖尿病足筛查异常项目

项目	左足	右足
皮温（℃）	35.4	33.9
足部异常感觉	麻木、疼痛	麻木、疼痛
皮肤颜色	红润	红润
趾甲	增厚	增厚
足背动脉搏动	减弱	减弱
胫后动脉搏动	减弱	减弱
音叉振动觉	≤ 5	≤ 5
温度觉	异常	异常
尼龙丝压力觉	缺失	缺失
鞋	不合适 / 胶鞋（已穿洞）	不合适 / 胶鞋（鞋底薄）
袜	未穿	未穿
双下肢血管超声	双下肢动脉粥样硬化并多发斑块形成，双下肢血管未见阻塞	

2. 部分实验室检验结果　见表 2-3-2。

表 2-3-2　实验室检验阳性结果

时间	名称	检验值	时间	名称	检验值	正常值	单位
06-02	空腹葡萄糖	7.3 ↑	06-12	空腹葡萄糖	6.32 ↑	3.9 ～ 6.1	mmol/L
	糖化血红蛋白	6.6% ↑		糖化血红蛋白	–	4% ～ 6.1%	%
	肌酐	111.4 ↑		肌酐	96	32 ～ 106	μmol/L
	血小板计数	280		血小板计数	289	100 ～ 300	$\times 10^9$/L
	白细胞计数	9.31		白细胞计数	8	4 ～ 10	$\times 10^9$/L
	总蛋白	64.1 ↓		总蛋白	68	65 ～ 85	g/L
	白蛋白	36.2 ↓		白蛋白	40	40 ～ 55	g/L
	总胆固醇	3.07 ↓		总胆固醇	–	3.1 ～ 5.7	mmol/L

3. 患者的血糖和血压记录　见表 2-3-3。

表 2-3-3　住院期间血糖血压记录表

日期	空腹血糖（mmol/L）	早餐后血糖（mmol/L）	午餐后血糖（mmol/L）	晚餐后血糖（mmol/L）	血压（mmHg）
5 月 30 日	8.2	11.0	8.7	10.7	152/100
5 月 31 日	7.9	10.3	9.2	11.9	141/95
6 月 1 日	8.0	10.5	9.8	11.0	144/90
6 月 2 日	7.1	10.2	10.3	10.1	140/90
6 月 3 日	7.2	8.1	7.4	11.6	150/93
6 月 4 日	7.3	8.2	8.1	8.3	142/88
6 月 5 日	7.0	8.5	8.0	9.9	138/90
6 月 6 日	6.8	7.1	10.3	9.8	144/90
6 月 7 日	6.8	9.1	10.0	9.3	137/93
6 月 8 日	6.4	5.3	5.9	9.0	140/88
6 月 9 日	7.2	6.6	6.3	8.6	132/86

续表

日期	空腹血糖（mmol/L）	早餐后血糖（mmol/L）	午餐后血糖（mmol/L）	晚餐后血糖（mmol/L）	血压（mmHg）
6 月 10 日	6.5	7.4	6.9	9.7	138/90
6 月 11 日	6.3	6.4	7.6	7.2	132/88
6 月 12 日	6.0	6.4	9.2	8.7	128/86
6 月 13 日	5.9	8.1	出院	–	–

四、问题与措施

见表 2-3-4。

表 2-3-4

护理问题	依据	护理目标	护理措施	评价
高血糖	入院 PBG 为 7.27mmol/L，住院期间 PBG 最高为 11.0mmol/L	血糖达到控制目标范围（FBG 4.4～7.0mmol/L，PBG ＜ 10.0mmol/L）	1. 遵医嘱嘱患者服用拜唐苹 50mg，tid/po；麦特美 0.5g，bid/po；甘精胰岛素 12U qn 2. 监测血糖，4 次 / 天，必要时加测，PBG 高于 10.0mmol/L 时通知医生 3. 了解患者饮食结构，设置每日总热量约 1750 kcal，蛋白质 70 g，即 0.78 g/（kg・d），脂肪 35 g，碳水化合物 273 g，嘱患者三餐按早、中、晚（175 ～ 105）×25 Ro 70×1，Fat 70×0.5；即 1/5、2/5、2/5 分配，使用食物模型示范，确保患者理解，合理饮食，避免饮食引起血糖波动	30/5：PBG：11.0 mmol/L 13/6 PBG：8.1 mmol/L

续表

护理问题	依据	护理目标	护理措施	评价
足部异常感觉（麻木、疼痛）	患者主诉麻木、疼痛，夜间更明显，疼痛评分4分；尼龙丝、音叉检查异常	麻木缓解，疼痛控制	1. 遵医嘱嘱患者服用培达50mg，bid/po，帅泰25mg qd/po 2. 迈能神经血管治疗仪，bid 3. 入睡前忌饮浓茶、咖啡等影响睡眠的饮料，保持安静的睡眠环境 4. 合适的鞋袜：嘱患者穿圆头、柔软、大小合适的鞋；袜子弹性好、颜色浅 5. 足部运动：有氧运动为主，如：快步走、足部操，改善下肢血液循环	疼痛： 31/5：疼痛评分4分 14/6：疼痛评分2分 鞋： 31/5：胶鞋 3/6：运动鞋 袜子： 患者应明白穿袜子对足部护理的重要性
高血压	入院BP：152/100mmHg	BP控制在130/80mmHg	1. 指导正确服药，麦特美0.5 g，bid/po，保证麦特美每日按时按量服用，观察降压效果 2. 监测血压bid；嘱患者摆正确体位，血压计与心脏同一水平线；血压于平日异常时用水银血压计加测，确保准确 3. 如血压较高时，患者卧床休息，抬高床头，稳定患者情绪，必要时与医生沟通通过静脉用药降压	31/5： BP 150/100mmHg 12/6： BP 128/86mmHg 患者未发生高血压急症

续表

护理问题	依据	护理目标	护理措施	评价
蛋白偏低	总蛋白64.1g/L，白蛋白 30.2 g/L	满足机体正常活动能量	1. 设置每日总热量约 1750 kcal，蛋白质 70 g，即 0.78 g/(kg·d)，脂肪 35 g，碳水化合物 273 g，(175–105)×25，Ro：70×1，Fat 70×0.5。三餐按早、中、晚即 1/5、2/5、2/5 分配，在糖尿病餐的基础上适当增加蛋白质的摄入，0.8 g/d，两餐之间补充升糖指数低的水果如青瓜、西红柿等 2. 定时定量进餐，少时多餐，均衡摄入食物 3. 糖尿病餐多样化，经医务人员的同意使用调味品改善食物的味道，如适当添加醋、酱油 4. 治疗避免在用餐时间，提供愉快、舒畅的用餐环境 5. 复查实验室检查指标	2/6：总蛋白 64.1 g/L，白蛋白 36.2 g/L 4/6：总蛋白 68 g/L，白蛋白 40 g/L

（刘雪彦）

参考文献

[1] Iftikhar M. Frequency of peripheral neuropathy in patients withdiabetes mellitusp[J]. J Ayub Med Coll Abbottabad, 2014, 26: 584-586.

[2] 田睿，赵志刚．糖尿病神经病变的筛查和诊断 [J]. 中国医学前沿杂志，2012, 4: 39-42.

[3] 李莎，吕丽芳，钟晓卫，等．糖尿病足相关危因素十年调查分析 [J]. 中国全科医学，2010, 13(23): 2539.

[4] 段丽君，王伟，江霞．足部振动阈值检查在糖尿病周围神经病变的早期诊断中的应用 [J]. 山东医药，2012, 52(25): 32-33.

[5] Bus SA, Van Netten JJ, Lavery LA, et al. IWGDF guidance on the prevention of foot ulcers in at risk patients with diabetes[J]. Diabetes Metab Res Rev, 2016, 32(Suppl1):16–24.

[6] Bravenboer B, Van Dam PS, HOP J, et al.Thermal threshold testing for the assessment of small fibre dysfunction; normal values and reproducibility[J]. Diabet Med, 1992, 9: 536-539.

[7] 周佩如，李亚洁，黄洁微，等．专科护士门诊开展糖尿病足危险因素筛查及健康教育的效果 [J]. 广东医学，2008, 29(6): 1060-1062.

[8] Viswanathan V, Snehalatha C, Seena R, et al. Early recognition of diabetic neuropathy: evaluation of a simple outpatient procedure using thermal perception[J]. Postgrad Med J, 2002, 78(923): 531.

[9] Schaper NC, Netten JJV, Apelqvist J, et a1.Prevention and management of foot problems in diabetes: a summary guidance for daily practice 2015.Based on the IWGDF guidance documents[J]. Diabe Metab Res Rev, 2016, 32(Suppl S1): 7-15.

[10] 姚丹珍，王立，修双玲．糖尿病周围神经病变检测方法的研究进展 [J]. 临床误诊误治，2010, 23(10): 978-980.

[11] Claus D, Carvalho VP, eundorfer B, et al.Perception of vibration.Normal findings and methodologic aspects[J]. Nervenarzt, 1988, 59: 138-132.

[12] 迟家敏．实用糖尿病学 [M]. 第 4 版．北京：人民卫生出版社，2015: 211.

[13] Hingorani A, La Muraglia GM, Henke P, et al. The management of diabetic foot: a clinical practice guideline by the Society for Vascular Surgery in collaboration with the American Podiatric Medical Association and the Society for Vascular Medicine[J]. J Vasc Surg, 2016, 63: 3S-21S.

[14] Algeffari M.Comparison of different screening tests for diagnosis of diabetic peripheral neuropathy in Primary Health Care setting[J].Int J Health Sci, 2012, 6(2): 127-34.

[15] Abbott CA, Carrington AL, Ashe H, et al. The North-West Diabetes Foot Care Study: incidence of, and risk factors for, new diabetic foot ulceration in a community-based patient cohort[J]. Diabet Med, 2002, 19 : 377–384.

[16] Kumar S, Fernando DJ, Veves A, et al.Semmes-Weinstein monofilaments: a simple, effective and inexpensive screening device for identifying diabetic patients at risk of foot ulceration[J].Diabetes Res Clin Pract, 1991, 13: 63-67.

[17] 沈娟，曾辉，李连喜，等．振动感觉阈值 (VPT) 在糖尿病周围神经病变 (DPN) 中的诊断价值 [J]. 复旦学报 (医学版), 2013, 40: 31-37.

[18] 方晨，吕圣龙，吴海英，等．电流感觉阈值在评估 1 型糖尿病患者早期周围神经受损中的价值 [J]. 中国糖尿病杂志，2016, 24: 339-343.

[19] Hinchliffe RJ, Brownrigg JRW, Apelqvist J, et al.IWGDF guidance on the diagnosis, prognosis and management of peripheral artery disease in patients with foot ulcers in diabetes[J].Diabetes Metab Res Rev, 2016, 32: 37–44.

[20] Suominen V, Rantanen T, Venermo M, et al. Prevalence and risk factors of PAD among patients with elevated ABI[J]. Eur J Vasc Endovasc Surg, 2008, 35: 709-714.

[21] Mills JL SR.Open bypass and endoluminal therapy: complementary techniques for revascularization in diabetic patients with critical limb ischaemia[J].Diabetes Metab Res Rev, 2008, 24: S34-S39.

[22] 王立平，李建设．足底压力测量技术的研究现状与应用研究 [J]. 浙江体育科学，2004, 26(1): 40-43.

[23] Boulton AJ, Armstrong DG, Albert SF, et al. Comprehensive foot examination and risk assessment: a report of the task force of the foot care interest group of the American Diabetes Association, with endorsement by the American Association of Clinical Endocrinologists[J]. Diabetes Care, 2008, 31(8): 1679-1685.

[24] 董骤，樊瑜波，张明．足部骨骼的三维应力分析：第七届全国生物力学学术会议文集 [J]. 医用生物力学，2003, 10(137)-142.

[25] 韦启航，陆文莲，傅祖芸．人体步态分析系统：足底压力测量系统的研制 [J]. 中国生物医学工程学报，2000, 19(1): 2-40.

[26] 赵凌燕，张立勋，王岚．测力鞋垫系统在步态研究中的应用 [J]. 测控技术，2006, 25(11): 38 -41.

[27] Yavuz M, Davis BL. Plantar shear stress distribution in athletic individuals with frictional foot blisters[J]. J Am Podiatr Med Assoc, 2010, 100(2): 116-120.

[28] Morris SJ. Shoe-integrated sensor system for wireless gait analysis and real-time therapeutic feedback[D]. MA: The Massachusetts Institute of Technology, 2004.

[29] Morris SJ, Bay ED. Gait analysis using a shoe-integrated wireless sensor system [J]. Information Technology in Biomedicine, 2004, 12(4): 413-423.

[30] Morris SJ, Paradiso JA. Acompact wearable sensor package for clinical gait monitoring[J]. Offsping, 2002, 1(1): 7-15.

[31] 梁彤，任杰，梁峭嵘，等．彩色多普勒超声与超声造影诊断糖尿病足胫后动脉病变的对比研究 [J]. 中国超声医学杂志，2013, 29: 358-361.

[32] SR MJ. Open bypass and endoluminal therapy: complementary techniques for revascularization in diabetic patients with critical limb ischaemia[J]. Diabetes Metab Res Rev, 2008, 24: S34-S39.

[33] Dieter R, Falk P, Axel K, et al. Diagnostic accuracy of noninvasive coronary angiography in patients

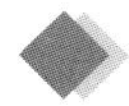

after bypass surgery using 64-slice spiral computed tomography with 330-ms gantry rotation[J]. Circulation, 2006, 114: 2334-2341.

[34] 张继，赵小二，吴慧．三维动态增强 MR 血管造影在糖尿病足下肢动脉病变中的应用研究 [J]. 磁共振成像，2014, 5: 126-131.

[35] Inlow S. The 60-second foot exam for people with diabetes[J]. Wound Care, 2004, 2(2): 10-11.

[36] 胡鹏，于晓霞．糖尿病足高危因素评分量表的信效度研究 [J] 护理学报，2013, (20)1-4.

[37] 候瑞芳，汤正义．糖尿病周围神经病变多种筛查方法诊断效率的比较 [J]. 中国糖尿病杂志，2008, 16: 91-94.

[38] 黄洁微，徐玲丽，陈伟菊．糖尿病足护理单的临床应用 [J]. 护士进修杂志，2012, 27: 2043-2045. DOI: 10.3969/j.issn.1002-6975.2012.22.011.

[39] 胡申玲，周佩如．糖尿病足高危因素分级系统的研究进展 [J]. 护理学报，2017, 24(011): 19-22.

[40] 刘瑾，袁晓勇，袁戈恒，等．糖尿病患者高危足筛查及分级、干预规范流程的构建 [J]. 中华糖尿病杂志，2017, 9(5): 281-285.

[41] 刘瑾，路潜，袁戈恒，等．糖尿病患者高危足的筛查方法 [J]. 中国糖尿病杂志，2016, 24(011): 1052-1056.

[42] 陈文秀，仇海燕．糖尿病足评估工具的研究进展 [J]. 护理研究，2018, 32(21): 51-53.

[43] 瞿良琴，周佩如．广东省珠三角地区基层医院糖尿病病人足部危险因素及风险等级的现状调查 [J]. 护理研究，2020, 34(21): 162-165.

[44] 刘雪彦，周佩如，黄洁微，等．糖尿病病人下肢麻木症状与其他糖尿病足高危因素的相关性分析 [J]. 护理研究，2019, 33(13): 2209-2212.

[45] 唐美丽，刘雪彦，周佩如，等．密歇根神经筛查量表在中国 2 型糖尿病患者周围神经病变筛查中的应用分析 [J]. 国际护理与健康，2021, 2(1): 19-24.

[46] Liu XY, Ma FT, Zhou PR, et.al. Risk assessment on diabetic peripheral neuropathy from a cohort of patients in China[J]. Biomed J Sci & Tech Res, 2020, 5(27): 1-11.

[47] 张弟霞．肌电图在糖尿病周围神经病变诊断中的临床应用及价值体会 [J]. 影像研究与医学应用，2021, 5(3): 245-246.

[48] 宋欢欢，赵红如．神经肌电图在检测无症状糖尿病周围神经病变的临床应用价值评价 [J]. 中国糖尿病杂志，2019, 27(8): 602-606.

[49] 中华医学会糖尿病学分会．中国糖尿病足防治指南 (2019 版)[J], 中华糖尿病杂志，2019, 11(2): 92-103.

[50] American Diabetes Association. Microvascular complications and foot care: standards of medical

care in diabetes−2020[J]. Diabetes Care, 2020, 43(Supplement 1): S135-S151.

[51] Weiss NS, McClelland R, Criqui MH, et al. Incidence and predictors of clinical peripheral artery disease in asymptomatic persons with a low ankle-brachial index[J]. J Med Screen, 2018, 25(4): 218-222.

[52] Chaudru S, De Müllenheim PY, Le Faucheur A, et al. Training to perform ankle-brachial index: systematic review and perspectives to improve teaching and learning[J]. Eur J Vas Sur, 2016, 51(2): 240-247.

[53] Telfer S, Bigham JJ. The influence of population characteristics and measurement system on barefoot plantar pressures: A systematic review and meta-regression analysis [J]. Gait Posture, 2019, 67: 269-276.

[54] 谢翠华，张倩，符霞军，等. 糖尿病病人足底压力峰值与糖尿病足底压力性溃疡发生的相关性研究 [J]. 护理研究，2016, 30(8): 918-921.

[55] 佟苏洋，汤澄清. 背包负重行走对足底压力动力学特征影响的研究 [J]. 广东公安科技，2019, 27(2): 21-25.

[56] Soames RW. Foot pressure patterns during gait [J]. J Biomed Eng, 1985, 7(2): 120-126.

[57] Papamerkouriou Y-M, Rajan R, Chaudhry S, et al. Prospective early clinical, radiological, and kinematic pedobarographic analysis following subtalar arthroereises for paediatric pes planovalgus [J]. Cureus, 2019, 11(12): e6309.

[58] Stolz B, Grim C, Lutter C, et al. Assessing foot loads in Continuous Passive Motion (CPM) and active knee joint motion devices [J]. Sportverletz Sportschaden, 2021,35(1):18-23.

[59] Shu L, Mai K Y, Tao X M, et al. Monitoring diabetic patients by novel intelligent footwear system; proceedings of the 2012 International Conference on Computerized Healthcare (ICCH), F, 2012 [C].

[60] Xu C, Yan Y B, Zhao T F, et al. Analysis of the plantar pressure in children with unilateral developmental dysplasia of the hip following Pemberton's pericapsular osteotomy at early age [J]. J Med Biomech, 2015, 30(4): 332-338.

[61] Lorentzen J, Frisk R, Willerslev-Olsen M, et al. Gait training facilitates push-off and improves gait symmetry in children with cerebral palsy [J]. Hum Mov Sci, 2020, 69: 102565.

第三章
糖尿病足患者的健康管理

通过有效筛查，糖尿病患者可以尽早地被指导关注糖尿病足的问题。无论是存在糖尿病足危险因素的患者，还是已经发生糖尿病足溃疡的患者，都需要有计划的、延续的健康管理，以避免截肢给患者带来极大痛苦及死亡风险，减少给社会带来巨大的医疗成本。国际糖尿病基金会认为：提高人群对糖尿病足危害性的认识，可降低社会的医学代价及经济成本。因此，对不同级别的糖尿病足患者给予相对应的管理，可以提升糖尿病患者足部自我管理水平，预防糖尿病足的发生，降低糖尿病足患者的截肢率、致死率，减轻患者及社会的经济负担，提高患者的生活质量。

第一节　糖尿病患者足部危险因素的管理

一、高危因素的日常护理

通过对高危因素的日常护理，达到预防糖尿病足溃疡的目的。糖尿病足的病因包括周围神经病、周围动脉病变（PAD）和感染。除了这三个因素，创伤也有可能导致糖尿病足。最常见的外伤原因是使用不适当的鞋和（或）鞋垫。

根据糖尿病足的病因和自然病史，预防必须包括以下几点。

（一）足部检查

糖尿病患者每天脱下鞋袜，自行检查下肢皮肤及足部情况，老年人视力不佳者请他人或家人帮忙，检查内容包括：有无脱皮、发红、割伤、皮肤破损，足趾间是否藏有异物，注意凉热区域（凉的区域提示该区域血液循环不好）和热的区域（提示可能有感染）。自我检查若发现有异常，或者发现胼胝、鸡眼、足底疣等足病，再者是发现足部有明显外伤或感染时，应及时去医院治疗，切勿自行处理，更不可去洗脚房或者是找非专业人处理，需是由专科医生或者足病治疗师来处理。

（二）足部清洁与保养

1. 糖尿病足患者可以使用温水（37 ～ 40℃）洗脚。但是现有足部保护指南对于泡脚时间并无明确的时间要求，不建议长时间泡脚，时间控制在 10 ～ 15 分钟尚可。双脚洗净后应用柔软的毛巾擦干，保持足部的舒适和清洁，皮肤干燥者可涂润肤油，但应避开足趾缝间，以防感染。

2. 趾甲的修剪：趾甲平剪成“一”字即可，趾甲的两侧不可剪得过深，剪后需要磨平。不可去修脚店修剪趾甲，足部有问题者应去糖尿病专科门诊处理。

3. 鞋与鞋垫的选择：糖尿病患者足部皮肤保护首要和最重要的预防措施就是教育糖尿病患者使用适当的鞋与鞋垫，其应达到以下几个条件和作用：①高低温预防；②摩擦和磨损预防；③减少足底压力；④提供稳定性；⑤没有脚部挤压；⑥容易调整；⑦必须帮助提高受伤的警惕性；⑧重量轻；⑨矫形友好型；⑩透气吸汗。

4. 鞋子的购买及选择：买鞋应在下午，两只脚需要同时试穿，且需要穿袜子试鞋，穿鞋动作要慢。选择大小合适、圆头、防滑、透气性好、搭扣的鞋子，鞋底不宜太薄，鞋子内部应较足本身长 1 ～ 2 cm（鞋后帮能伸入一小指为宜），内部宽度大于或等于足的最宽处，高度应考虑足趾的空间。存在足底压力异常者，应尽量穿减压鞋和使用减压鞋垫。对于新鞋，糖尿病患者需要穿 20 ～ 30 分钟

后脱下检查双脚是否有压红，从每天穿 1 ～ 2 个小时开始，逐渐增加穿鞋时间，防止新鞋对脚造成损伤。每次穿鞋前都要检查一下鞋子内部，确保里面光滑且没有异物。

5. 袜子的选择：选择浅颜色、柔软、棉质、易吸汗的袜子，浅色袜子有利于及时发现足部损伤；避免穿尼龙袜、弹性过强的袜子；袜头、袜腰部分不可过紧，以免影响血液循环；破洞袜子应及时丢弃。

6. 切勿使用热水袋、电热毯等取暖设施，勿烤火、拔火罐、艾灸等，以防烫伤。

7. 不可赤脚走路。

8. 平日患者可自行按摩足部如涌泉穴（在足前部凹陷处，第二、三趾缝纹头端与足跟连线的前 1/3 处），每天饭后可进行快走、慢跑等有氧运动，卧床患者可在床上进行“蹬自行车”运动，以改善足部血液循环。

二、高危因素的处理

（一）嵌甲

指 / 趾甲长到肉里称为嵌甲，它是一种常见的足病。其原因可能是为了穿鞋时适应趾腹形状，将趾甲修剪成圆弧形，并将趾甲两侧边缘修剪得太深太低，再穿一双尖头的鞋子，就会将甲沟组织挤向趾甲，最终导致嵌甲（图 3-1-1）。

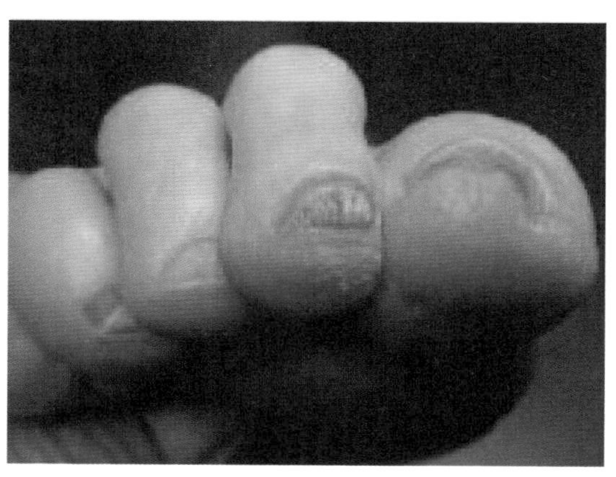

图 3–1–1　嵌甲

处理方法 1：可行手术拔甲，剥离或部分剥离嵌入的趾甲。该手术方法创伤大、患者痛苦大、术后恢复时间长，一般情况下不采用。

处理方法 2：目前有效的治疗方法是把趾甲边缘切除一小条，然后把甲根生发层进行处理，使趾甲边缘不再有新的趾甲长出，以达到彻底根治嵌甲的目的。此法恢复时间短、创伤小、术后患者痛苦少、术后不影响洗澡、不影响洗脚。

处理方法 3：可采用纳米速效中药导入法。该方法采用高新纳米萃取技术有效提取中药制剂内高效灭菌成分，并通过胶原萃取技术使药物能够更好、更快、更安全地渗透到趾甲病变部位，以达到消炎、止痛、快速杀灭细菌的目的。

（二）灰甲

灰甲（图 3-1-2）是指甲表现为甲板凹凸变形，甲板变得混浊、变黄或变黑、失去观泽，出现颜色、形状、质地的改变。指甲不断增厚，甲床下角质增生导致甲下碎屑堆积，严重的会出现甲板与甲床分离。手部指甲与足部趾甲均有可能发病，易传染，常导致多甲患病。

处理方法：寻找足病治疗师或皮肤科医生，使用专治灰甲的产品，治疗后注意足部清洁，防止再次感染。

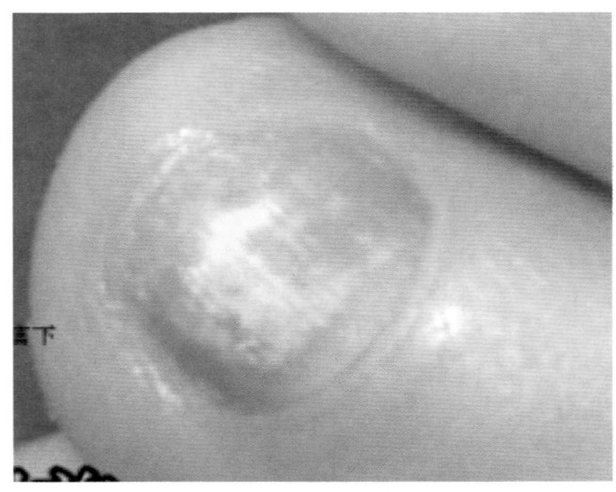

图 3-1-2　灰甲

（三）胼胝

胼胝又称为老茧（图 3-1-3），是皮肤长期受压迫和摩擦而引起的手足皮肤局部扁平角质增生。其为机体的保护性反应，一般无明显不适。

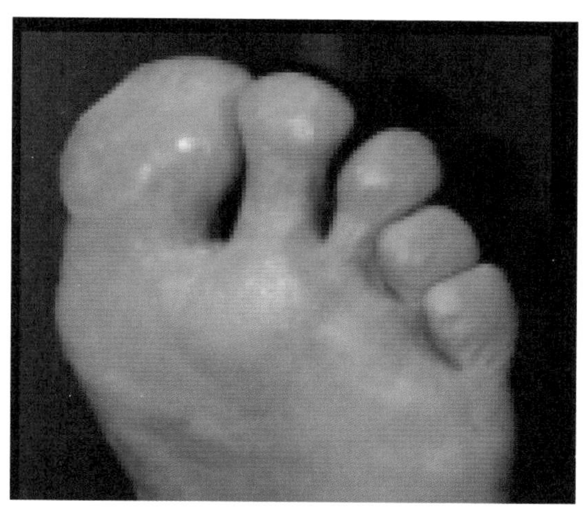

图 3–1–3　胼胝

处理方法：

1. 保守治疗　适用于无疼痛或疼痛较轻者，包括：①温水浸泡后使用专用工具进行削平，由足病治疗师来完成；②鞋内放一足横弓软垫，可减少疼痛，但致病因素未去除，易复发。

2. 手术治疗　适用于疼痛影响生活和工作，或保守治疗无效者。

（四）足癣

足癣是由真菌感染足部皮肤引起的一种慢性传染性皮肤病，因在香港地区发病率高而又称为“香港脚”。足癣是由脚部的潮湿环境引起的，也可能是因为个人卫生欠佳、多汗，穿鞋的时间太长，穿的鞋太密封不透气等。

处理方法：

1. 根据水疱型、厚皮型、糜烂型等足癣选择不同的药物。水疱型足癣选择霜剂，厚皮型足癣选择药泡，糜烂型足癣选择洗剂。

2. 穿着透气的鞋和棉袜。因为皮革类凉鞋透气性不好，皮革与皮肤接触部位会因为出汗、潮湿而滋生真菌，而化纤类丝袜因闷气不通风，给真菌繁衍提供了良好的生活环境，容易患足癣。

3. 养成良好的习惯。袜子洗涤时与其他衣物分开，使用消毒水，洗完要用开水煮沸 10 分钟后再进行晾晒。

（洪　杰　陈庆玲　余艳梅　刘雪彦　李宁宁）

参考文献

[1] Bus SA, Van Netten JJ, Lavery LA, et al. IWGDF guidance on the prevention of foot ulcers in at risk patients with diabetes[J]. Diabetes Metab Res Rev, 2016, 32: (Suppl 1)16–24.

[2] Ibrahim A, Ammar IDF. Clinical Practice Recommendation on the Diabetic Foot: a guide for healthcare professionals[J]. Diabetes Res Clin Prac, 2017,12(7): 285-287.

[3] 吴宇超 , 童南伟 .《2016APMA/SVS/SVM 临床实践指南：糖尿病足的管理》关于糖尿病溃疡预防的解读 [J]. 重庆医科大学学报 , 2017(03): 9-10.

[4] Boulton AJM, Armstrong DG, Albert SF, et al. Comprehensive foot examination and risk assessment: A report of the Task Force of the Foot Care Interest Group of the American Diabetes Association with endorsement by the American Association of Clinical Endocrinologists[J]. Diabetes Care, 2008, 31: 1679-1685.

[5] 康丽 , 郭琪 , 毛昕宇 , 等 . 营养素配比与减肥干预对 2 型糖尿病的影响 [J]. 中国慢性病预防与控制 , 2015, 23(8): 630-633.

[6] Snyder RJ, Frykberg RG, Rogers LC, et al.The management of diabetic foot ulcers through optimal off-loading[J].J Am Podiatr MedAssoc, 2014, 104(6): 555-567.

[7] 中华医学会糖尿病学分会 . 中国 2 型糖尿病防治指南 (2017 年版)[J]. 中国实用内科杂志 , 2018, 38(4): 292-344. DOI: CNKI: SUN: SYNK.0.2018-04-009.

[8] 周佩如 , 李亚洁 , 黄洁微 . 专科护士门诊开展糖尿病足危险因素筛查及健康教育的效果 [J]. 广东医学 , 2008, 29(6): 1060-1062.

第二节　糖尿病足溃疡患者的管理

糖尿病足溃疡患者的致伤因素、伤口预后，不仅仅会受到血糖、感染指标的影响，更会受到患者文化水平、经济情况等多重因素的共同作用。所以临床工作中，对于糖尿病足溃疡患者的管理不能仅局限于伤口的处理，而应针对患者的具体情况进行有效的干预，做到在去除足病高危因素的同时，保证患者之后的生活质量，所以对于糖尿病足溃疡患者的全面管理显得尤为重要。

一、全面评估

（一）整体性评估

整体性评估，即评估患者的整体情况，具体应从以下方面进行。

1. 一般病史。

2. 血糖控制史。

3. 目前血糖水平。

4. 脏器感染和功能状况。

5. 营养状况。

6. 心理状态。

7. 社会因素。

8. 局部血管情况。

（二）伤口的一般评估

一般对于伤口的评估，应从伤口的类型、部位、分类、范围、颜色、渗出情况、创面缘、疼痛特点等方面进行，具体见表 3-2-1。

（三）辨别浅表和深部伤口

除了对伤口进行一般的评估，同时应辨别浅表伤口和深部伤口，两者具体的鉴别见表 3-2-2。

表 3-2-1　伤口的一般评估要点

尺寸	长度、宽度、深度和位置，使用伤口标识尺作为参照拍摄临床照片
创面床	外观颜色：黑色（坏疽）、黄色、红色、粉色 有无窦道、潜行
感染先兆	气味改变 发热、伤口周围疼痛、白细胞计数 / 红细胞沉降率增加 *
渗液情况	很多、中度、轻微、无
创面缘	胼胝和脱屑、浸渍、红斑、水肿
神经性疼痛	灼热痛、剧痛、抽痛和刺痛
局部疼痛	深部感染或夏科关节病引起

* 注意临床上可能会出现缺少感染指征的情况，必要时应根据患者情况遵医嘱给予预防性使用抗生素

表 3-2-2　浅表和深部伤口鉴别要点

分类	伤口情况
1. 浅表伤口（局部）	未愈合
	肉芽组织过度增生
	肉芽组织鲜红
	渗液增多
	恶臭
	创面基底出现新的腐肉
2. 深部伤口	疼痛
	探针触及到骨（骨髓炎发生的风险增加）
	新的破损部位
	发热
	红斑、水肿

（四）感染的分级

糖尿病足溃疡感染严重程度按美国感染病协会和国际糖尿病足工作组关于糖尿病足感染（IDSA）的临床分类指南进行分级。

1 级：无感染，即无局部化脓或全身任何炎症征象。

2 级：轻度感染，即化脓、红肿、疼痛、触痛、局部发热，硬结有 2 个或以上，或蜂窝织炎直径、溃疡边缘红肿＜ 2 cm。

3 级：中度感染，即患者全身状况稳定，但蜂窝织炎直径 ＞ 2 cm，筋膜下感染扩散，深部组织脓肿、坏疽，累及肌肉、肌腱、关节、骨骼。

4 级：重度感染，即有全身炎症反应。

二、糖尿病足的诊断与治疗

（一）糖尿病足的诊断

临床上诊断糖尿病足包括两个方面：一是患者的血管和神经并发症的程度；二是感染的程度。糖尿病足的诊断标准如下：

1. 有明确的糖尿病病史，或有血糖值高、尿糖阳性、酮体阳性等诊断糖尿病的生化检测指标。

2. 电生理检查：周围神经传导速度减慢或肌电图体感诱发电位异常改变者。

3. 糖尿病足的临床诊断：患肢足胫后动脉、足背动脉搏动减弱或消失，甚至股腘动脉搏动减弱或消失。累及上肢者，可有尺、桡动脉搏动减弱或消失者。

4. X 线检查：骨质疏松脱钙，骨质破坏，骨髓炎或关节病变，手足畸形及夏科关节等改变者。有足部溃疡或坏疽，常继发感染而呈湿性坏疽。严重者除局部红、肿、热、痛外，可有发热、淡漠、食欲不振等全身中毒症状。

5. 糖尿病足的诊断方法：多普勒超声显示肢端血管变细，血管弹性减低，血流量减少及流速减低造成缺血或坏疽。足部有周围神经病变者，有痛觉、温觉、触觉减退或消失，皮肤及皮下组织萎缩等。血管造影证实，血管腔狭窄或阻塞，并有临床表现者。

（二）糖尿病足的分级

糖尿病的临床表现多种多样，通过对糖尿病足进行临床分级，能够更好地描述糖尿病足的程度、了解疾病的预后、指导疾病的治疗。目前有多种不同的分级方法，如 Wagner 分级、Texas 法、DEPA 评分系统、李仕明分级方法等，在指导临床、科研等方面具有不同的作用。临床上最常用的是 Wagner 分级。

1. Wagner 分级

本分级方法是由 Wagner 最初提出的一种常用的分级系统，根据病情的严重程度，将糖尿病足分为 6 级（表 3-2-3）。该分级方法简单实用，着重判断伤口的深度，在临床应用广泛。但该分级未考虑足血管状态的变化，对伤口愈合无指导性（图 3-2-1）。

表 3-2-3　糖尿病足的 Wagner 分级

分级	临床表现
0	有发生溃疡危险因素的足，目前无溃疡
1	表面溃疡，临床上无感染
2	较深的溃疡，常合并软组织感染，无脓肿或者骨的感染
3	深度感染，伴有骨组织病变或者脓肿
4	局限性坏疽（趾、足跟或者前足背）
5	全足坏疽

2. Texas 法

美国德克萨斯大学圣安东尼分校对 Wagner 系统进行了更新。糖尿病足的 Texas 分级分期共为 4 级、4 期（表 3-2-4）。它是根据病变的深度、感觉神经病变、血液供应不足和感染等情况制定的评估标准。该分级系统是首个经过验证的糖尿病足溃疡分级系统。有文献将 Wagner 系统和 Texas 法进行比较，Texas 法可较为全面地判断溃疡的深度、感染和缺血程度，每一分级和分期均包括了对深度、感染和缺血的评估；和 Wagner 分级法相比，Texas 法与糖尿病足溃

疡的截肢率和溃疡愈合时间均有强相关性，有更强的预测价值，且容易分级和分期。

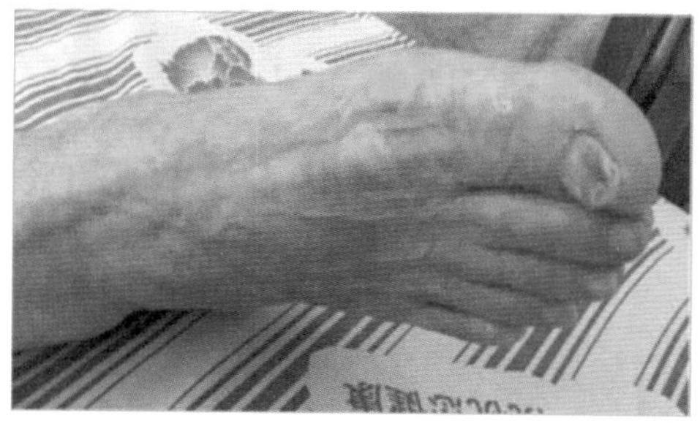

Wagner 0 级

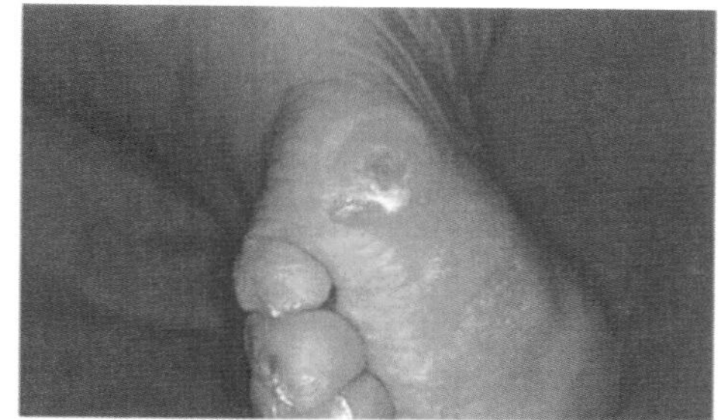

Wagner 1 级

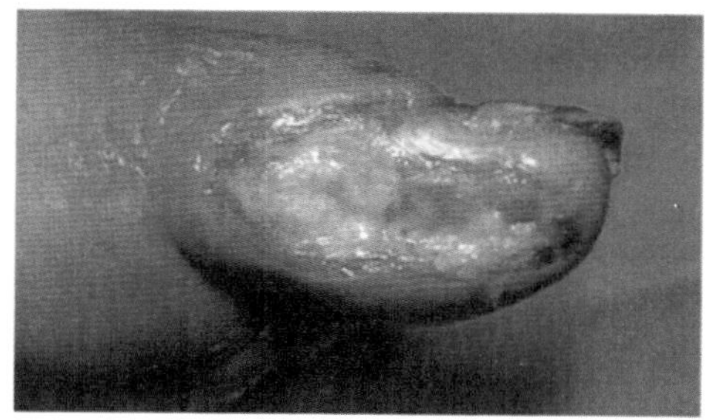

Wagner 2 级

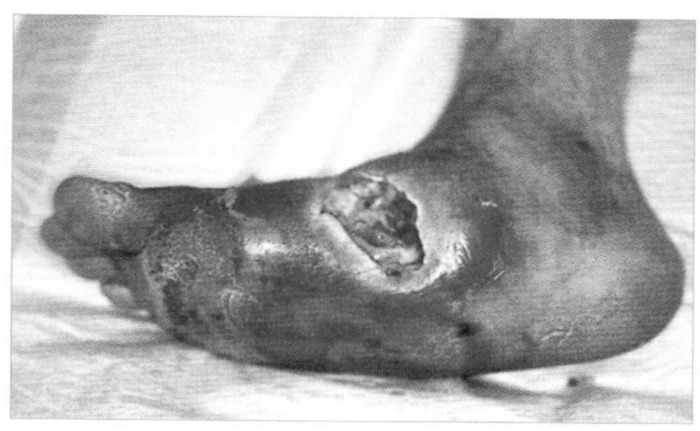

Wagner 3 级

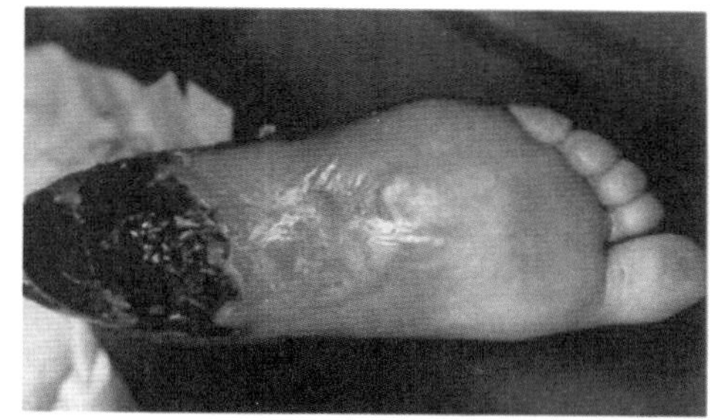

Wagner 4 级

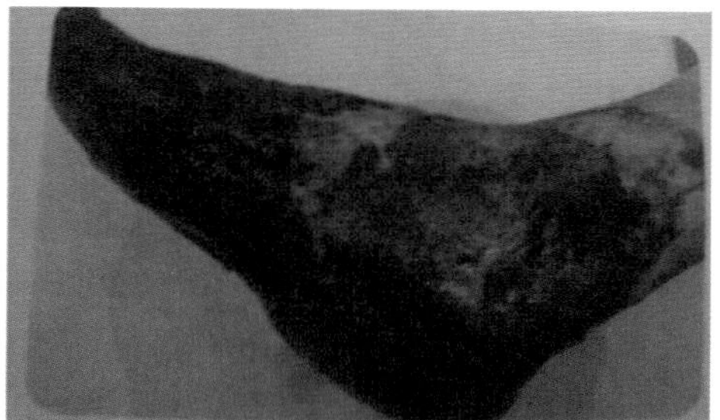

Wagner 5 级

图 3-2-1　糖尿病足 Wagner 分级

表 3-2-4 Texas 法的分级分期

分级（溃疡深度）	分期（溃疡原因）
1 溃疡史	A 无感染、缺血
2 表浅溃疡	B 感染
3 溃疡深及肌腱	C 缺血
4 病变累及骨、关节	D 感染并缺血

3. WIFi 评估法

见表 3-2-5 至表 3-2-7。

表 3-2-5 糖尿病足溃疡的 W 分级

分级	溃疡	坏疽
0	无	无
1	皮肤表面溃疡	无
2	骨关节或者肌腱的深部溃疡；未累及跟骨的足跟溃疡	仅累及足趾
3	溃疡累及前足或中足；深层跟部溃疡累及跟骨	广泛坏疽累及前足或中足；深层跟部坏疽累及跟骨

表 3-2-6 糖尿病足溃疡的 I 分级

分级	踝肱指数（ABI）	踝动脉压(mmHg）	趾动脉压（mmHg）	经皮氧分压（mmHg）
0	＞0.80	＞100	≥60	≥60
1	0.6～0.79	70～100	40～59	40～59
2	0.4～0.59	50～70	30～39	30～39
3	≤0.39	＜50	＜30	＜30

注：1 mmHg=0.133 kPa

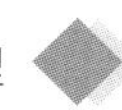

表 3-2-7　糖尿病足溃疡 Fi 分级

分级	感染的临床表现
0	无感染迹象或体征
1	仅累及皮肤或皮下组织的感染
2	＞ 2cm 溃疡周围红肿；或累及深层组织的感染
3	具有全身炎症反应综合征的局部组织感染

4. DEPA 评分系统

本评分系统是由 Jordan 大学医院足科在 2004 年提出的。DEAP 是评估内容的 4 个参数的缩写，分别为深度（D，depth of the ulcer）、细菌定植程度（E，extent of bacterial colonization）、溃疡程度（P，phase of ulcer healing）、病因（A，associated underlying etiology）。

表 3-2-8　DEPA 评分系统

评估内容	1 分	2 分	3 分
深度	皮肤层	软组织层	深及骨
细菌定植程度	污染	感染	感染伴坏死
溃疡程度	有肉芽	炎性反应	不愈合
病因	周围神经病变	骨畸形	缺血

所有评分加起来后通过总分对溃疡进行分级：＜ 6 分为低级，7 ～ 9 分为中级，10 ～ 12 分或湿性坏疽为高级。

总分≤ 6 分，预后较好，愈合需要 4 ～ 6 周；7 ～ 10 分的患者可进行非手术治疗，预后相对较好；≥ 10 分，只有 15% 的患者可能在 20 周内完全愈合，截肢比长时间非手术治疗效果好。

5. 李仕明分级方法

李仕明糖尿病足的分级方法于 1995 年经中华医学会糖尿病学会审议通过，

根据症状分为 0 ～ 5 级，共六级。

0 级：皮肤无开放性病灶，常表现为肢端供血不足，皮肤发凉，颜色紫褐，麻木，刺痛灼痛，感觉迟钝或丧失，兼有足趾或足的畸形等危险因素。

1 级：肢端皮肤有开放性病灶，水疱、血疱、鸡眼或冻伤、烫伤及其他皮肤操作所引起的皮肤浅表溃疡，但病灶尚未波及深部组织。

2 级：感染病灶已侵犯深部肌肉组织，常有蜂窝织炎、多发性脓灶及窦道形成或感染沿肌间隙扩大造成足底背贯通性溃疡，脓性分泌物较多，但肌腱韧带尚未破坏。

3 级：肌腱韧带组织破坏，蜂窝织炎融合形成大脓腔，脓性分泌物及坏死组织增多，但骨质破坏尚不明显。

4 级：严重感染易造成骨质缺损、骨髓炎及骨关节破坏或已形成假关节，部分指（趾）或部分手足发生湿性或干性严重坏疽。

5 级：足的大部分或足的全部感染或缺血，导致严重的湿性或干性坏死，肢端变黑、尸干，常波及踝关节及小腿，一般多采用外科高位截肢。

6. 糖尿病足溃疡严重程度评分（DUSS）系统

2006 年德国蒂宾根大学的 Beckert 等提出了 DUSS 系统，分别对四项临床指标进行打分：足背动脉搏动消失 1 分，存在 0 分；探测到骨 1 分，未探测到 0 分；足部溃疡 1 分，足趾溃疡 0 分；多发溃疡 1 分，单发溃疡 0 分。此项研究结果显示，DUSS 评分每升高 1 分，溃疡愈合率将减少 35%；评分越高，初始溃疡面积越大，溃疡病史越长，需要住院或手术治疗的可能性就越大，同时截肢率也会增加。DUSS 系统价廉、易操作，能够比较准确地预测糖尿病足溃疡患者的预后，适用于门诊；因其不需要检查器械，对于条件有限的地区同样适用。遗憾的是 DUSS 系统没有对溃疡是属于神经性还是神经缺血性做进一步区分。

7. PEDIS 分级系统

2004 年国际糖尿病足工作组（IWGDF）提议根据大量文献和专家的建议，对所有溃疡进行血流灌注状态、溃疡范围、深度、感染和感觉（PEDIS）5 个方

面的分级，这5个方面均与糖尿病足溃疡明确相关。每个方面又进行分级描述，血流灌注方面分为1～3级，溃疡范围分为1～3级，感染分为1～4级，感觉分为1级或2级。PEDIS分级系统主要用于研究目的，欧洲14个中心已将其应用在临床研究中。该系统重点关注伤口感染，对指导经验性的抗感染有重要的意义，但其分类比较复杂。

血流灌注：1级，无周围血管病变的症状或体征；2级，有周围血管病变的症状或体征，但无严重肢体缺血；3级，严重肢体缺血。

溃疡范围：1级，浅表全层皮肤溃疡，损伤不超过真皮层；2级，深溃疡，穿透真皮至皮下组织，包括筋膜、肌肉或肌腱；3级，涉及更深组织，包括骨和（或）关节（骨质暴露，可探及骨质）。

感染：1级，无感染的症状或体征；2级，感染仅累及皮肤和皮下组织，至少存在以下症状中两项（局部肿胀或硬结，溃疡周围红斑0.5～2 cm，局部触痛或疼痛，局部皮温升高，流脓）；3级，溃疡周围红斑＞2 cm加以上任意一项，或感染累及更深层组织，无全身症状；4级，具备以下两种或更多项的任何足感染（体温＞38℃或＜36℃，心率＞90次/分，呼吸＞20次/分，二氧化碳分压＜32 mmHg，白细胞计数＞12×10^9/L或＜4×10^9/L，＞10%幼稚细胞）。

感觉：1级，保护性感觉未丧失；2级，感觉丧失。

8. Edmonds和Foster简单分级系统

本分级系统由Edmonds和Foster建立，此分级系统是完全基于足病的自然病程。该方法有利于根据患者危险程度制定管理和预防措施，进行分层管理。

1级：低危人群，无神经和血管病变。

2级：高危人群，有神经或者血管病变，还有其他危险因素，如胼胝、水肿和足畸形。

3级：溃疡形成。

4级：足感染。

5级：坏疽。

6 级：无法挽救的足。

（三）糖尿病足创面的治疗

1. 伤口及创面处理的原则与策略

国际糖尿病足工作组 / 顾问组《2019 版糖尿病足处置和预防实用指南》指出，糖尿病足伤口及创面处理的原则是：简单、经常检查，清洗、去除表皮碎屑，保护再生组织。

国际糖尿病足工作组近来对现有的证据进行了系统综述，以支持使用任何可能促进伤口愈合的措施，其中包括治疗相关感染；如有可能可以进行血管重建；减轻局部压力，以尽量减少溃疡部位的创伤；处理伤口及创面以促进愈合。

目前临床实践中，对于糖尿病足溃疡的处理策略主要是基于改善循环、治疗水肿、控制疼痛、治疗感染、代谢控制和减轻压力这 6 个方面制定的，具体见表 3-2-9。

表 3-2-9　糖尿病足溃疡处理策略

目的	策略
改善循环	非侵入性血管检查
	经皮穿刺血管扩张（PTA）
	经血管外科治疗
治疗水肿	去除病因，对症治疗
控制疼痛	镇痛药
	抗焦虑药
治疗感染	口服抗生素
	非肠道用药
	静脉或肌注抗生素
	培养，活组织检查
	X 线、CT、骨扫描、MRI
代谢控制	控制血糖在正常水平

续表

目的	策略
减轻压力	治疗性鞋袜
	鞋垫 / 矫形
	接触性支具 / 特殊的支具鞋
	拐杖
	轮椅 / 休息床

2. 伤口处理方法

（1）用物准备：伤口处理常用的用物有：一次性换药包（应含镊子、夹子）、纱块 / 棉垫、冲洗液（通常为生理盐水，必要时可换过氧化氢、碘伏等）、伤口标识尺、手术刀片、手术剪、手术齿镊、敷料、手电筒等。

（2）局部皮肤水疱的护理：局部水疱形成后，应保持水疱局部清洁干燥，尤其是张力性水疱应避免切开、避免使用强烈的消毒药与腐蚀性药膏及龙胆紫等刺激。一般用碘伏消毒后，大水疱可使用注射器从水疱最低点抽出渗液，小水疱用无菌凡士林纱块包扎。水疱内渗液可自行吸收干枯，水疱干枯后形成痂皮，应任其自行脱落，切勿剥落，保持水疱部位清洁即可。

（3）溃疡创面处理

1）清创：清创在糖尿病足治疗中是至关重要的一个环节，它可以贯穿于糖尿病足坏疽治疗过程的始终，不彻底、过早、过迟的清创，都不利于启动、维持伤口的正常修复过程。

通过合理、有效的清创，可以起到以下几个方面的作用：①彻底地清除坏死组织以减少新生组织生长的障碍，为其快速生长留出空间（图 3-2-2）；②可以减轻部分严重感染情况下的组织间高张力状态；③通过彻底的清创，可以彻底地开放脓腔，有利于脓液及坏死组织的充分引流；④减轻细菌负荷，对于有效控制感染至关重要；⑤减少坏死组织分解及降解过程中毒素吸收，对于改善患者功能状态至关重要。

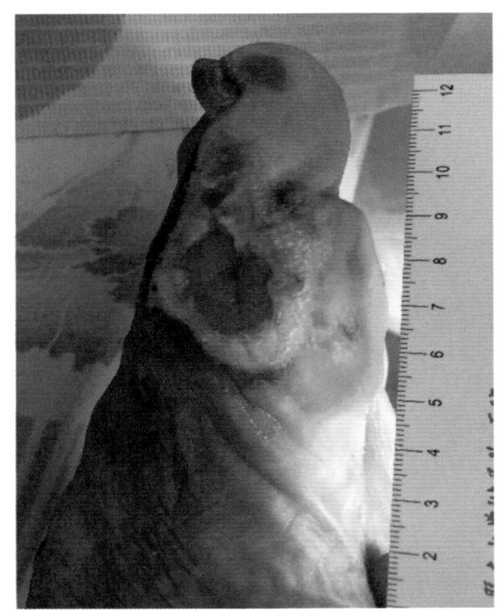
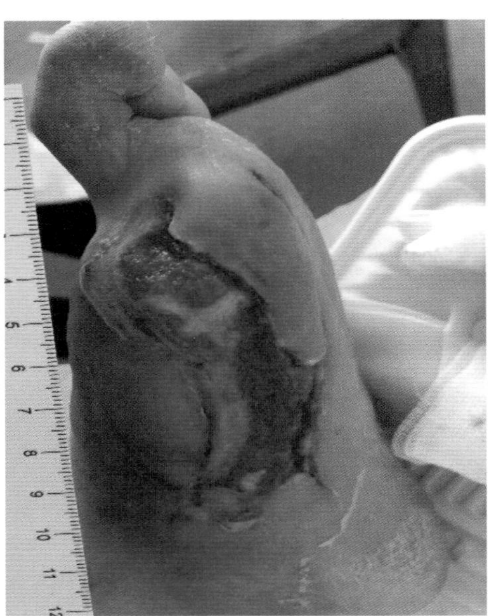

图 3-2-2　充分清理患者创面坏死组织，暴露创面基底

在糖尿病足溃疡伤口的清创处理中，有外科手术清创、机械清创、酶学清创、自溶清创和生物学方法（蛆虫）5 种方法，每种方法各有优缺点，具体实施时，需要结合患者病情采用具体清创方案。

最常见的清创方法就是外科手术清创，尽管所有的坏死组织都适合采取外科手术清创，但清创中对于坏死组织的辨识能力、影响创面愈合的因素辨识和处理能力、对清创后创面生长趋势的预判能力，与清创效果直接相关，由此造成清创后的结局也千差万别。因为糖尿病足溃疡多数伴有微循环障碍，手术锐性清创可能因为损伤出血进而启动凝血机制，往往导致微循环障碍加重，引发新的组织坏死，甚至造成不可避免的截肢。因此，这种情况下应采取有限度的清创，即在不出血的情况下，尽可能多地切除坏死组织。此时的手术锐性清创须在充分的整体评估下谨慎选择或在充分改善下肢血供后再予以实施，必须保证清创的术野有有效的血流供应。

临床目前较为推崇的是采用蚕食清创术，主张对创面分期分批蚕食清创，将外科手术清创与酶解清创相结合，即用清创胶软化焦痂和坏死组织，用手术剪和有齿镊将其剪除，缩短清创时间。对已明确坏死的组织及时清创，对于界限不清、难以确定是否完全坏死的组织暂时保留，观察数日后若组织进一步坏死，只要创面引流通畅，就可再行清创。

而对于失去生机的皮下组织、脂肪组织、筋膜、肌肉应切除；对坏死的肌腱，为保留患肢功能，应最大限度地保留；对感染严重造成的骨质破坏、骨髓炎，可逐步清除坏死的碎骨片；对疑有厌氧菌感染或窦道较深、伤口脓性分泌物多、恶臭，可用过氧化氢清洗，必要时适时切开窦道。

清创术在具体实施过程中应注意以下几点：①选择最低点扩创、张力最高点及搏动明显处切开；②尽可能选择纵行切口，设计切口时充分照顾到足背、足底的动脉弓；③足底切口避开承重、摩擦部位；④尽量保留第一趾和第五趾前部的跖骨头，以利于负重功能的保留；⑤对于感染严重的创面，清创完成后，特别强调应用大量的3%过氧化氢、苯扎溴铵溶液等表面消毒剂和生理盐水交替冲洗，可有效地减轻细菌负荷和坏死组织残留以及毒素的吸收；⑥根据清创后创面的形态选择合适的引流也至关重要。

2）负压封闭引流术：该技术近年来在我国兴起，它是将传统的点状引流变为全方位引流的技术。其应用成功的前提是用生物半透膜封闭，使创面与外界环境隔开，构成一个防止细菌入侵的屏障，有效地预防了常规换药和引流导致的污染与感染。而且负压封闭引流术在治疗初期所形成的缺氧和微酸性环境，能加快成纤维细胞的生长，刺激血管的增生，并促进新生血管进入创面刺激肉芽组织的生长。

适应证：① Wagner 2 ～ 3 级溃疡；② Wagner 4 ～ 5 级溃疡经改善血供和手术治疗后形成的创面；③作为其他创面修复方法（血小板凝胶治疗、生物基质材料、自体皮瓣移植、异体脱细胞真皮植皮等）治疗前的基础治疗；④采用自体皮瓣移植、异体脱细胞真皮植皮后辅助治疗以提高植皮成功率。

禁忌证：①绝对禁忌证，包括清创后仍然有创面活动性渗血或暴露的血管，负压可能导致失血过多，必须在渗血或出血停止后开始负压治疗；创面周围存在暴露的器官以及创面存在有焦痂的坏死组织；未治疗的骨髓炎和化脓性关节炎等，负压伤口疗法有可能形成脓肿而加重感染；怀疑恶性创面。②相对禁忌证，包括溃疡未经有效清创，坏死组织仍然较多或创面生物膜未清除，影响负压和引流效果；肢体远端血供和创面局部血流未得到改善，创面仍然处于缺血状态；深部组织感染未彻底清除及存在未处理的死骨及游离骨；合并痛风创面及合并凝血障碍性疾病。

国内研究证实负压封闭引流术能加快糖尿病足创面的愈合速度，降低感染发生率，而且持续的负压引流可促进创口血液流量的增加，负压所具有的机械牵张力也是刺激肉芽组织形成的必要条件。负压封闭引流术作为一种新的创面修复技术，使创面的治疗发生了革命性的变化。尽管它有很多的优点，但也有不足之处，比如半透膜的封闭使创面形成了一个厌氧的环境，抗感染时不能忽略抗厌氧菌治疗，而且负压吸引出的渗液含有大量蛋白质，要防止机体发生负氮平衡。因此，需要注意观察和记录引流量及其性质变化，保持负压创面的密封性，妥善固定引流管并保证通畅；间歇停止负压引流时间不宜过长，减少因创面分泌物引流不畅导致堵管、厌氧菌感染、局部水肿加重等不良事件发生，从而影响愈合效果，延长创面愈合时间；负压伤口疗法治疗 2 周后创面状况无改善，需要对全身和局部情况重新评估，如果出现创面或相关的病情恶化，应及时更换治疗方案；术后患者在抗凝治疗中需要应用负压伤口疗法时，应加强监护和观察引流情况，如果出现创面活动性出血，应停止负压治疗，重新暴露伤口并控制出血。

3）敷料的应用及换药频率

①银离子敷料：超强吸收，防治感染。该敷料有助于感染创面的快速愈合。

特点：整个使用期间（最长 7 天）持续有银离子缓释；最佳愈合环境；快速杀菌；预防创面感染（图 3-2-3）。

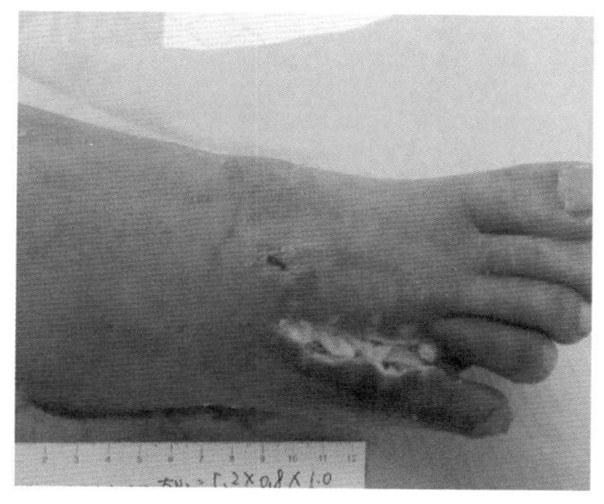
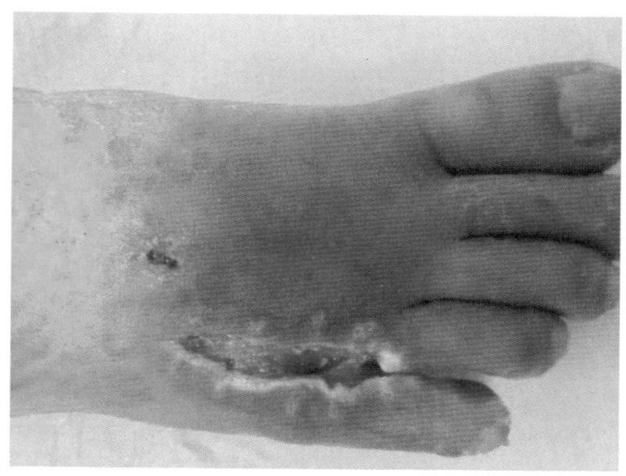

图 3-2-3　银离子敷料在感染性创面中的应用

②水凝胶敷料：透明贴和溃疡贴，通过湿性闭合环境，同时表面阻菌防水，加快伤口愈合（图 3-2-5）。

③水胶体油纱：贴合保护伤口，加快伤口愈合。

④藻酸盐敷料：通过填充创面及吸附腐肉实现快速创面愈合（图 3-2-4）。

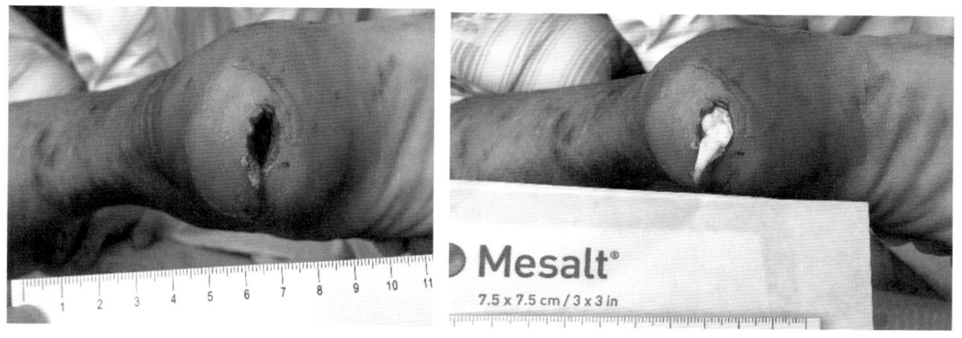

图 3-2-4　藻酸盐敷料在腔洞型伤口中的运用

⑤其他敷料：包括无粘胶泡沫敷料、粘胶泡沫敷料、清创胶等，具有高内聚性能，附着能力更强；90%纯化水，水合能力更佳；可快速且有效地清创。

各种敷料及其适应证见表 3-2-10。

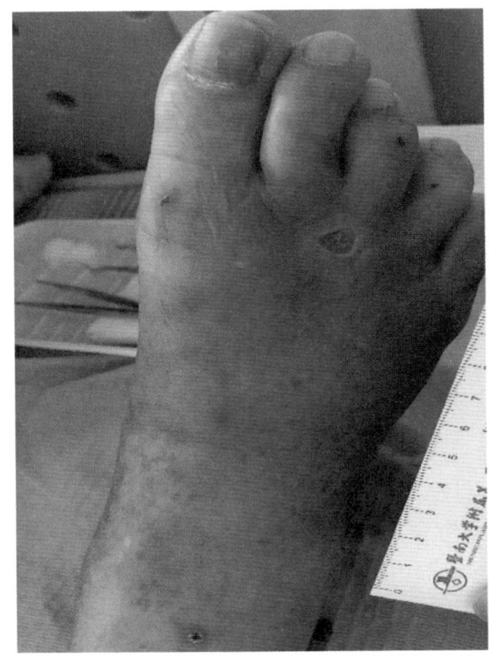
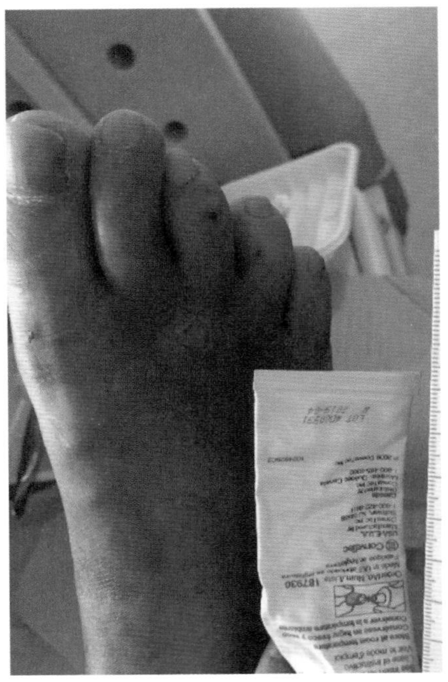

图 3-2-5　水凝胶敷料在表浅创面中的应用

表 3-2-10　各种敷料及其适应证

敷料种类		适用证
银离子敷料	无粘胶银离子敷料	适用于脆弱皮肤感染创面*
	带粘胶银离子敷料	适用于感染创面
	藻酸盐银离子抗菌敷料	适用于感染创面和腔洞填充 适用于中度至重度渗液感染创面或存在感染风险的创面，通过与任何创面形状相吻合以及腐肉清创实现快速创面愈合
	银离子油纱敷料	适用于伤口接触层和引流
水胶体敷料		形成伤口湿性愈合环境 表面阻菌防水 透明贴保证在不更换敷料的情况下观察伤口 柔软有弹性，可适用于身体的任何部位

续表

敷料种类		适用证
水胶体油纱		非接触式贴敷 不粘伤口 引流渗液 促进伤口愈合
藻酸盐敷料		适用于有腐肉和腔洞型伤口 适用于任何尺寸和形状的中度至重度渗液创面
其他敷料	无粘胶泡沫敷料	适用于脆弱皮肤创面
	粘胶泡沫敷料	适用于创面周边皮肤健康、需要粘着的伤口
	清创胶	通过有效且温和的自溶性清创加快伤口愈合

* 脆弱皮肤即相较于健康人体皮肤，皮肤变得易于受损，如外力引起的创伤等。损伤可能是宏观层面的，如创伤引起的皮肤撕裂，亦或是微观水平的，如由移除黏性敷料引起的表皮细胞脱落

国内有研究结果显示：在促进糖尿病足愈合方面，银离子敷料与藻酸盐敷料、凝胶敷料、无菌纱布、碘伏纱布相比更具优势；泡沫敷料与银离子敷料、藻酸盐敷料、凝胶敷料、无菌纱布、碘伏纱布、抗菌药物纱布相比更具优势，所以建议采用泡沫敷料治疗糖尿病足。但在临床实践工作中，在局部缺血和（或）干性坏疽情况下应用保湿敷料可导致出现严重的威胁生命或肢体的感染。由于感染控制与截肢术具有较强的相关性，因此敷料选择对糖尿病足的治疗最为重要。可以根据患者病情特点来选择适宜的敷料，以更好地促进糖尿病足的愈合。

根据伤口感染及渗出情况，间隔 3 ～ 7 天换药。局部创面肉芽组织填充满后，伤口可以直接覆盖泡沫敷料或含银的泡沫敷料，防止肉芽组织过长，促进上皮的移行。

（4）红外线照射：红外线在特定的温度作用下会产生一种与人体自身释放的电磁波谱相吻合的电磁波，通过生物辐射效应提高吞噬细胞的吞噬能力，增加局部抵抗力；能活化细胞分裂，改善血管壁的通透性，增加局部血液循环，促进新陈代谢，进而促进创面愈合。

（5）高压氧疗法：高压氧治疗糖尿病足的原理是提高动脉血氧分压，增加氧的弥散量及弥散距离，增加病变部位的氧供，有效改善病变部位的缺氧状态，减轻缺氧引起的组织损害，从而促进糖尿病足创面的愈合。

（6）中药制剂：以活血解毒方为例，方中连翘、金银花、七叶一枝花、蝉蜕，具有清热解毒、消肿止痛、疏散风热的功效；关黄柏、白鲜皮、积雪草，能够解毒疗疮，清热燥湿；丹参、红花、白及，可以活血祛瘀，止痛生肌，促进创面愈合；焦栀子、煅白矾，凉血止血；地肤子、路路通、透骨草，通经活络，祛风止痒活血。另外，现代药理研究表明，关黄柏、金银花、连翘均具有抗炎抑菌作用，为广谱抗菌药物，可有效防止继发感染，减轻溃疡面炎性反应，加快创面愈合速度；七叶一枝花被誉为疮科圣药，对痈疡有着良好的治疗作用。

国内研究表明，活血解毒方具有抗炎祛腐生肌的作用，能够有效提高溃疡面的愈合速度，且疗效较为显著，安全可靠，值得临床进一步推广应用。

（7）常用药物

抗氧化应激：α- 硫辛酸是目前临床应用最广的强抗氧化剂。

改善微循环：前列腺素及前列腺素类似物制剂，胰激肽原酶。

改善代谢紊乱：常用药物为醛糖还原酶抑制剂，研究证实依帕司他对 DPN 有改善症状和延缓进展的疗效。

营养神经及神经修复：活性维生素 B_{12} 制剂如甲钴胺，可明显改善 DPN 的临床症状、体征以及神经传导速度。

抗抑郁药：三环类抗抑郁药物可提高疼痛阈值，具有较强的止痛效果；阿米替林作为经典药物，一直是治疗神经性疼痛的一线药物。选择性 5- 羟色胺和去甲肾上腺素再摄取抑制剂通过抑制疼痛冲动传导通路可塑性镇痛，推荐药物是度洛西汀。

抗惊厥药物：普瑞巴林 3 个剂量（150mg/d、300mg/d、600mg/d）均可显著减轻糖尿病周围神经痛和疼痛相关睡眠干扰。

阿片类镇痛药：镇痛原理主要是作用于中枢痛觉传导通路阿片受体，提高痛觉阈值，对前述治疗方案无效的患者可选用。推荐药物是曲马多，应用于难治性 DPN。

局部镇痛治疗药物：适用于局部疼痛且不能耐受口服药物的患者。目前常用的是辣椒素贴膏，其剂型为膏状。

控糖、降压、调脂、抗血小板及抗凝治疗药物：参照《中国 2 型糖尿病防治指南》（2020 版）建议实施。

三、主要危险因素处理

（一）动脉缺血

1. 循环不足时，可进行药物治疗，包括静脉滴注扩血管和改善血液循环的药物，如丹参、川芎嗪。

2. 当内科保守治疗无效，为挽救缺血肢体可考虑行血管成形术、搭桥术，严重者甚至须行截肢术。

（二）感染

细菌拭子有助于识别微生物和敏感性，但不能脱离临床表现而诊断感染。

1. 浅表 / 局部感染：考虑外用抗菌剂治疗（如银离子缓释敷料）。有时也可能需要进行全身抗生素治疗。常规治疗还可能包括失活组织清创术、减压、血糖控制和血管介入。

2. 深部感染：需要进行全身抗生素治疗，最初覆盖革兰阳性、革兰阴性和厌氧微生物。随后，可根据培养结果，改进全身抗生素治疗。此外，考虑外科清创术、感染引流减压以及血糖控制是至关重要的。

3. 外用抗菌剂（如银离子缓释敷料）治疗与全身抗生素治疗结合可加强深部感染治疗的效果。

（三）压力

1. 必须提供适宜的减压措施。

2. 全接触式石膏模型或充气式护具。

3. 深口鞋或特制鞋以及矫形装置（图 3-2-6）。

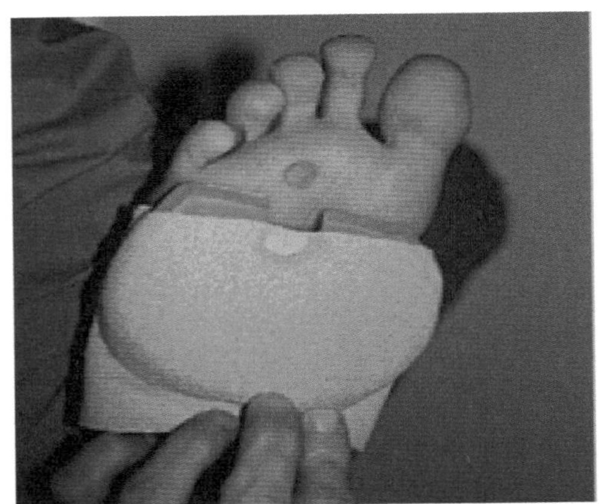

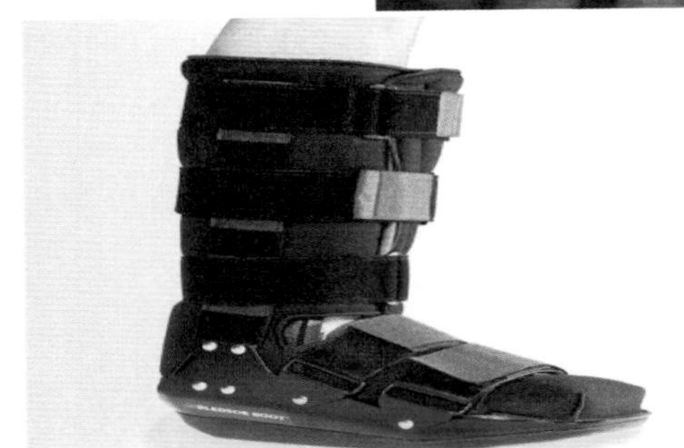

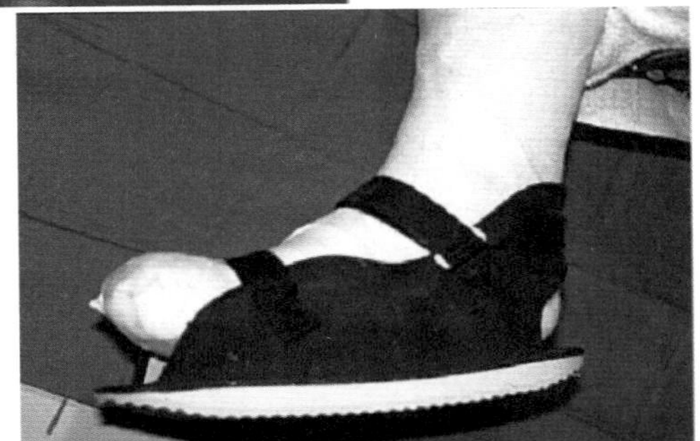

图 3–2–6　矫形装置

（陈庆玲　洪　杰　余艳梅　刘雪彦）

参考文献

[1] 马兰 . 糖尿病足创面护理新进展 [J]. 临床护理杂志 , 2012, 11(6): 53-56.

[2] 黄艺敏 , 郑丽秀 , 林洁 , 等 . 糖尿病足创面护理的研究进展 [J]. 当代护士 (下旬刊), 2016, 8(3): 5-7.

[3] 侯宇颖 , 张志刚 , 张珺 , 等 . 九种常用敷料治疗糖尿病足效果的网状 Meta 分析 [J]. 中国循证医学杂志 , 2016, 16(11): 1291-1297.

[4] Snyder RJ, Kirsner RS, Warriner RA, et al.Consensus recommendations on advancing the standard

of care for treating neuropathic foot ulcers in patients with diabetes[J].Ostomy Wound Manage, 2010, 56(Suppl 4)： S1-24.

[5] 何继东，伍晓华，刘莉，等．高压氧辅助治疗糖尿病足溃疡的系统评价 [J]. 中国循证医学杂志，2014, 14(12): 1476-1481.

[6] 高赟，冉兴无．糖尿病足治疗进展 [J]. 实用医院临床杂志，2014, 11(1): 10-13.

[7] 马天红，潘孙峰，方瑞华，等．活血解毒方外洗治疗初期糖尿病足伴溃疡 26 例观察 [J]. 浙江中医杂志，2017, 52(1): 18-19.

[8] 中华医学会糖尿病学分会，中华医学会感染病学分会，中华医学会组织修复与再生分会．中国糖尿病足防治指南 (2019 版)[J]. 中华糖尿病杂志，2019, 11(3): 161-181.

第三节　Wagner 3 级糖尿病足患者护理案例分析

一、病例介绍

1. 一般资料　张某某，男，55 岁，农民，小学文化。

2. 现病史　患者糖尿病病史 17 年余，7 天前到农田工作后发现右足第四趾红肿破溃，外院诊断糖尿病足并第四足趾坏疽，于 4 月 19 日收入内分泌科治疗。

3. 既往史　高血压病史 5 年余，未规律服用降压药物，其余无特殊。

4. 诊断　2 型糖尿病足、糖尿病周围神经病变、糖尿病肾病Ⅱ期、高血压病 2 级。

5. 辅助检查

（1）DR 足部摄片：右足第四趾周围软组织多发气体影，符合糖尿病足改变。

（2）双下肢血管彩超：示双下肢动脉粥样硬化并多发斑块形成，右侧胫后动脉狭窄，狭窄度约 74%。

（3）伤口分泌物培养：肺炎克雷伯菌。

6. 实验室检查　白细胞计数：10.02×10^9/L；血红蛋白：107.6g/L。

二、全身评估

1. 体重　62 kg。

2. 身高　165 cm。

3. BMI　22.77 kg/m^2。

4. 营养　白蛋白 25.1 g/L。

5. 血糖　6.0 ～ 29.0 mmol/L。

6. 心理因素　焦虑：担心伤口不愈合，费用问题。

7 . 社会因素　农民，经济条件不佳。

三、伤口评估（范围多大）

1. 部位　右足背、第四趾。

2. 周围皮肤　红肿。

3. 渗液　中量、脓性。

4. 基底　100% 黄色、肌腱暴露、趾骨外露。

5. 疼痛　10 分。

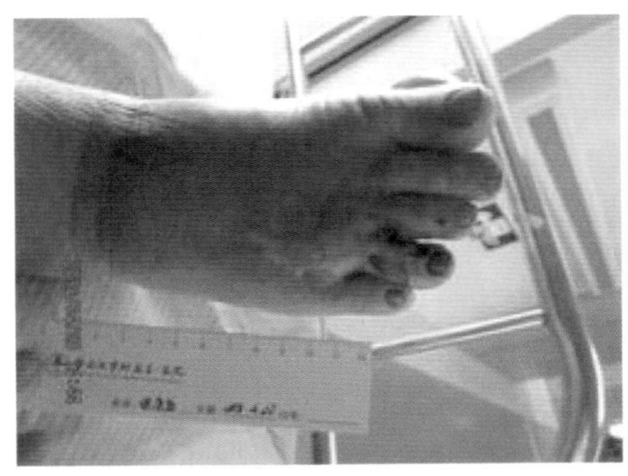

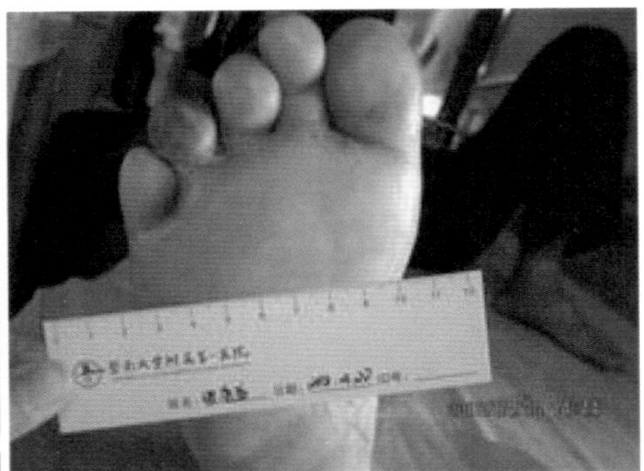

四、伤口处理过程

1. 入院第 1 天　外科保守清创。敷料：磺胺嘧啶银脂质水胶敷料（SSD）。

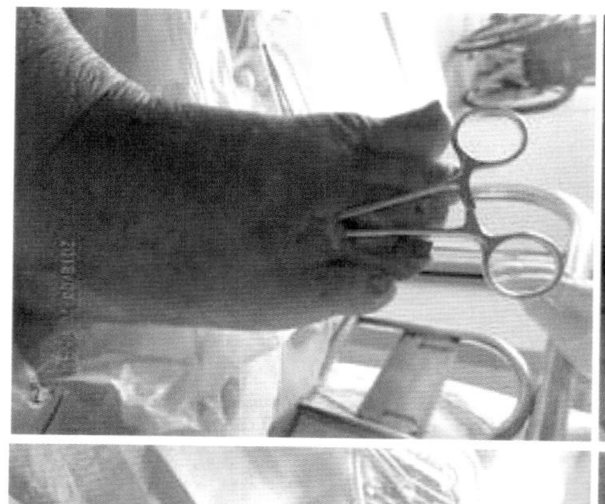

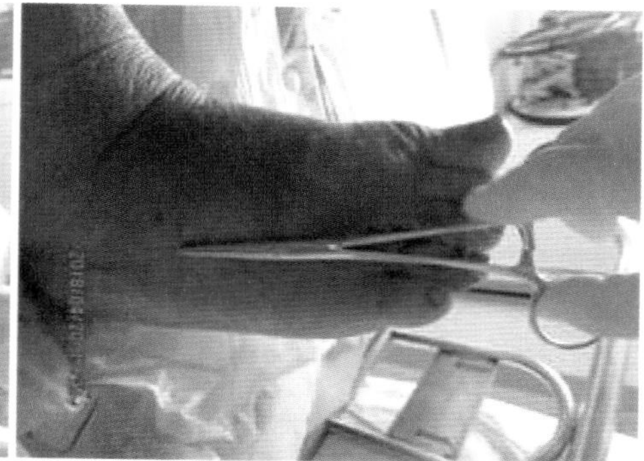

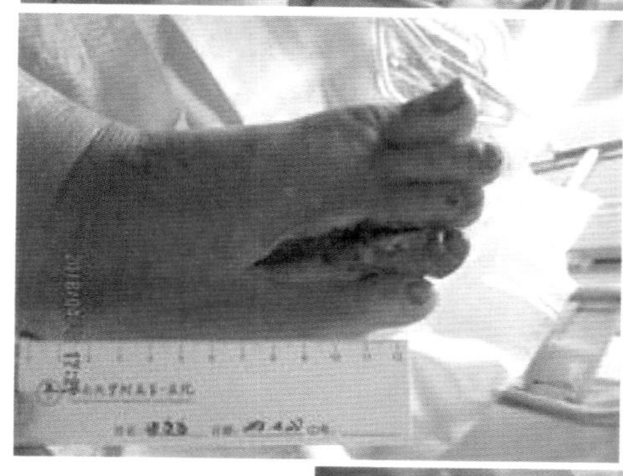

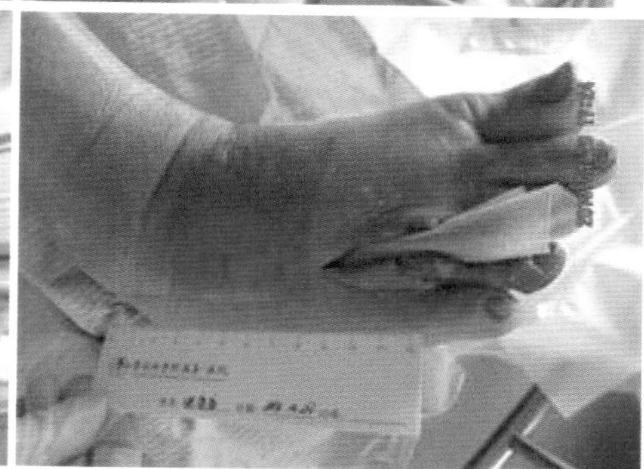

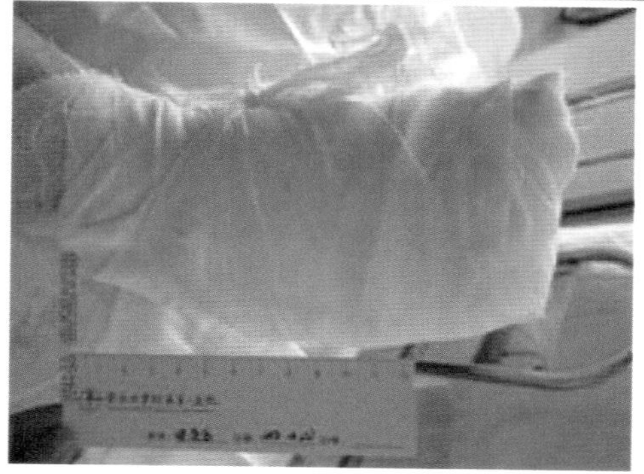

2. 入院第 4 天

（1）部位：右足。

（2）大小：7.7 cm × 1.4 cm × 1.9 cm，3 ～ 9 点方向潜行 0.5 ～ 1.4 cm。

（3）基底：25% 红色、75% 黄色，肌腱暴露、趾骨外露。

（4）周围皮肤：泛红。

（5）渗液：中量，黄褐色、血性。

（6）常规清创。

（7）敷料：磺胺嘧啶银脂质水胶敷料（SSD）。

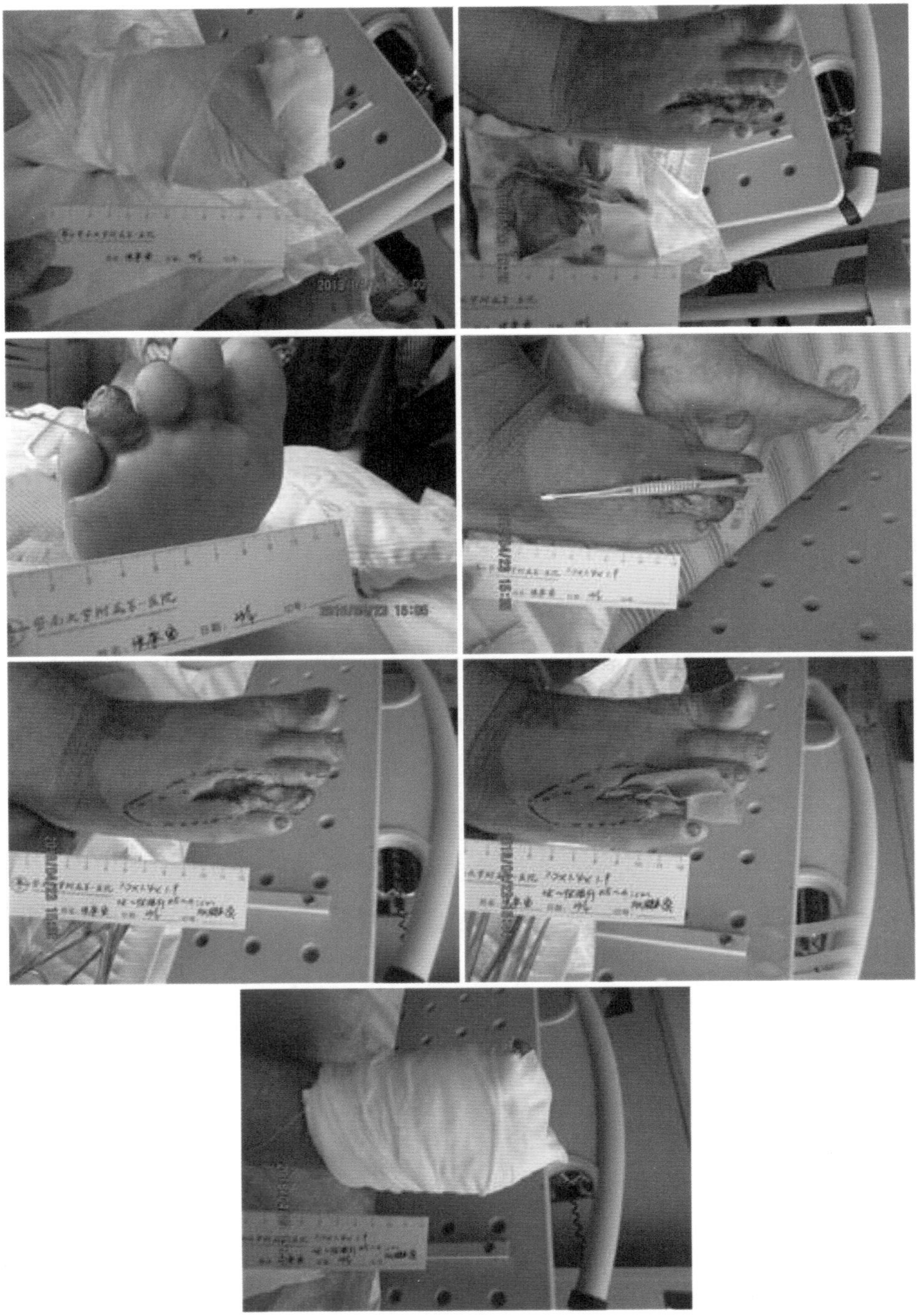

3. 入院第 8 天

（1）部位：右足。

（2）大小：10.7 cm × 1.5 cm × 1.9 cm，3 ～ 9 点方向潜行 0.5 ～ 1.5 cm。

（3）基底：25% 红色、75% 黄色，肌腱暴露、趾骨外露。

（4）周围皮肤：泛红。

（5）渗液：中量，黄褐色、血色。

（6）扩容清创。

（7）敷料：亲水纤维银。

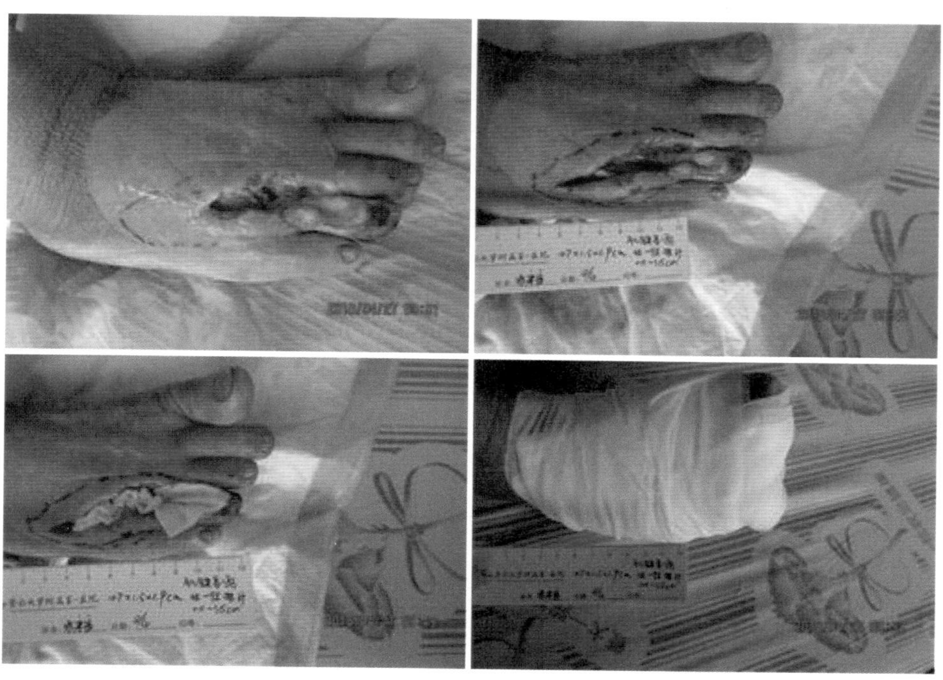

4. 入院第 10 天

（1）部位：右足。

（2）基底：25% 黄色、25% 黑色、50% 红色，肌腱暴露、趾骨外露。

（3）周围皮肤：泛红。

（4）渗液：中量，黄褐色。

（5）常规清创。

（6）敷料：亲水纤维银 + 水凝胶。

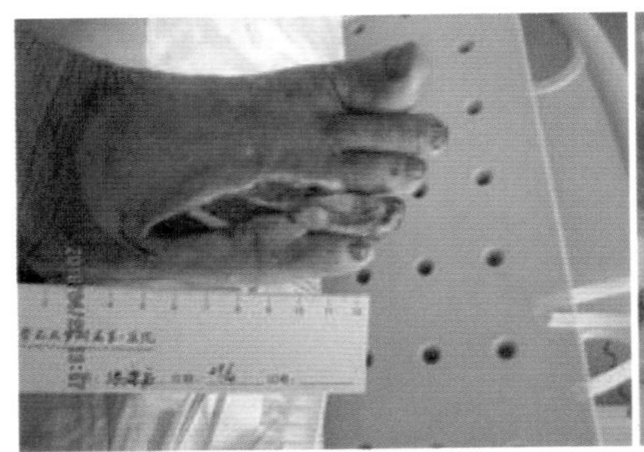

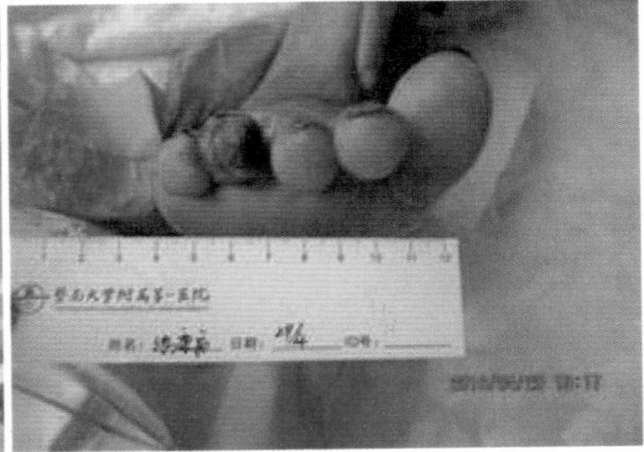

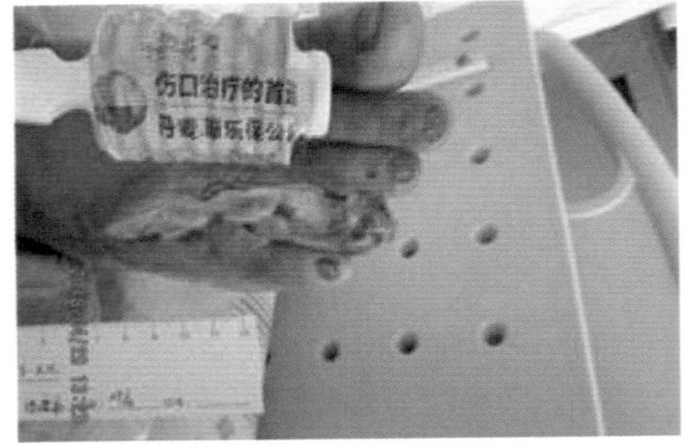

5. 入院第 14 天

（1）部位：右足。

（2）大小：10.5 cm × 1.5 cm × 1.5 cm。

（3）基底：25% 黄色、75% 红色，肌腱暴露、趾骨外露。

（4）周围皮肤：泛红。

（5）渗液：大量，黄褐色。

（6）常规清创。

（7）敷料：亲水纤维银。

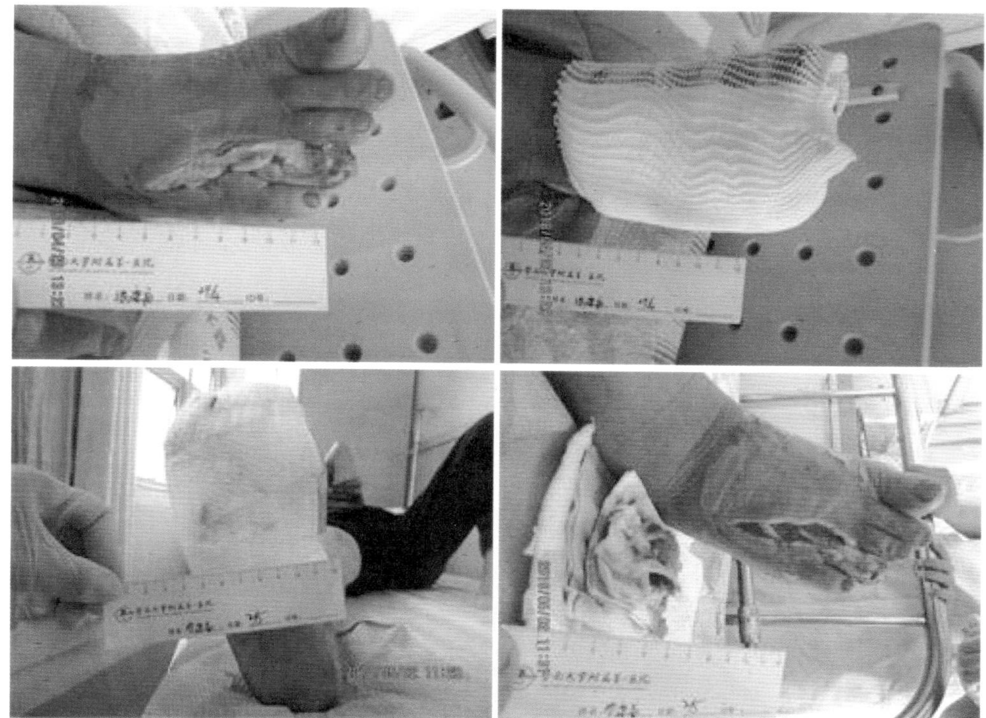

6. 入院第 21 天

（1）部位：右足。

（2）大小：10.4 cm × 1.6 cm × 1.5 cm。

（3）基底：100% 红色，肌腱暴露、趾骨外露。

（4）周围皮肤：泛红。

（5）渗液：大量，黄褐色。

（6）负压封闭引流（VSD）治疗。

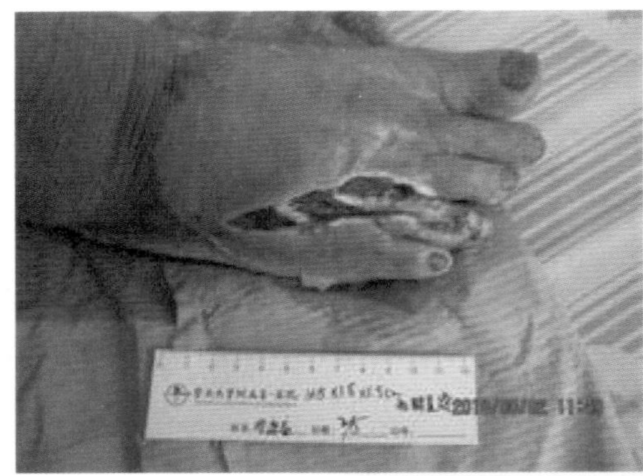

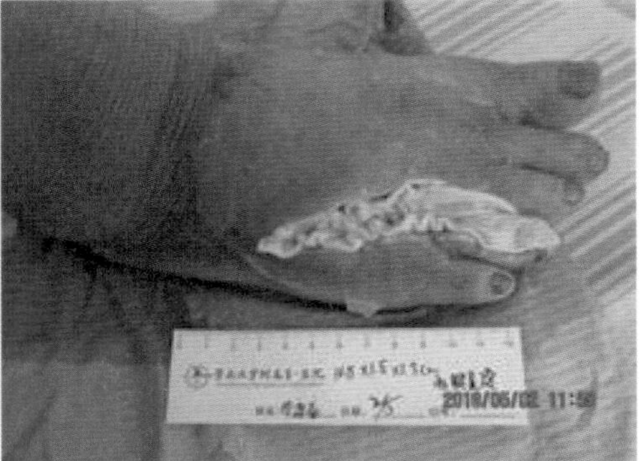

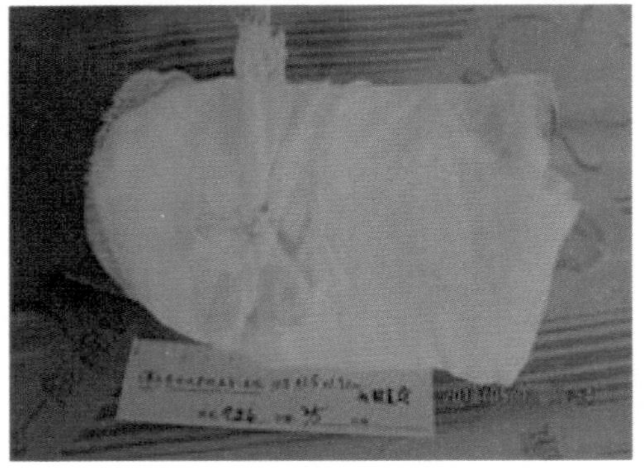

7. 入院第 28 天

（1）部位：右足。

（2）大小：9.8 cm × 1.5 cm × 0.5 cm。

（3）基底：100% 红色，肌腱暴露、趾骨外露（第四趾）。

（4）周围皮肤：泛红。

（5）常规清创。

（6）敷料：亲水纤维银。

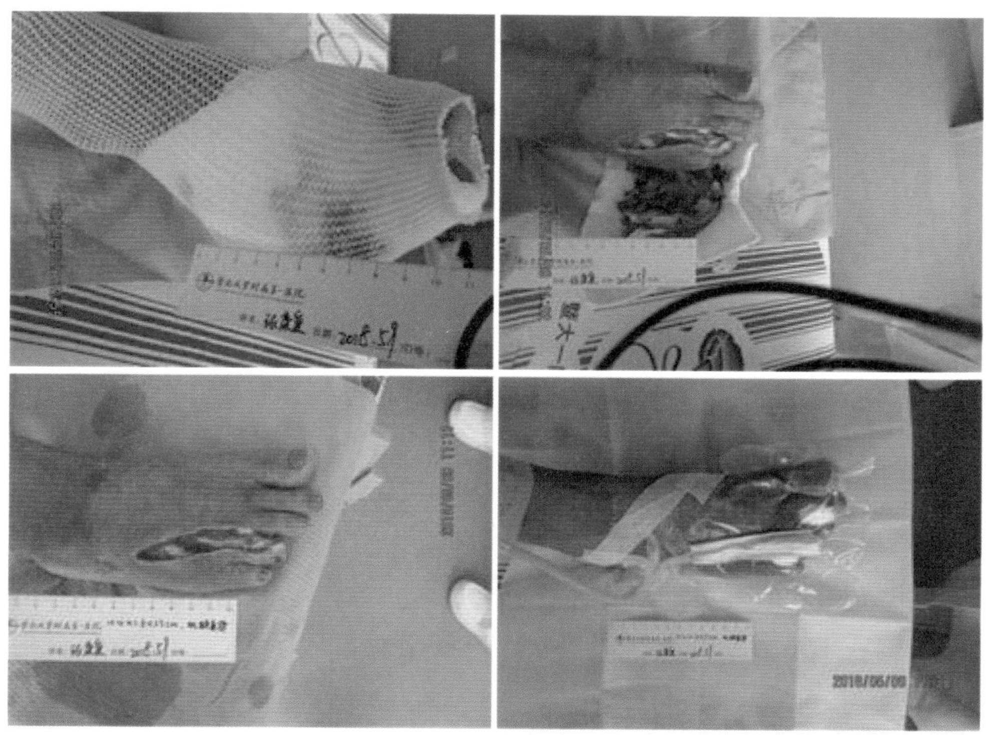

8. 入院第 33 天

（1）部位：右足。

（2）大小：9.5 cm × 1.3 cm × 0.5 cm。

（3）基底：100% 红色，肌腱暴露、趾骨外露（第四趾）。

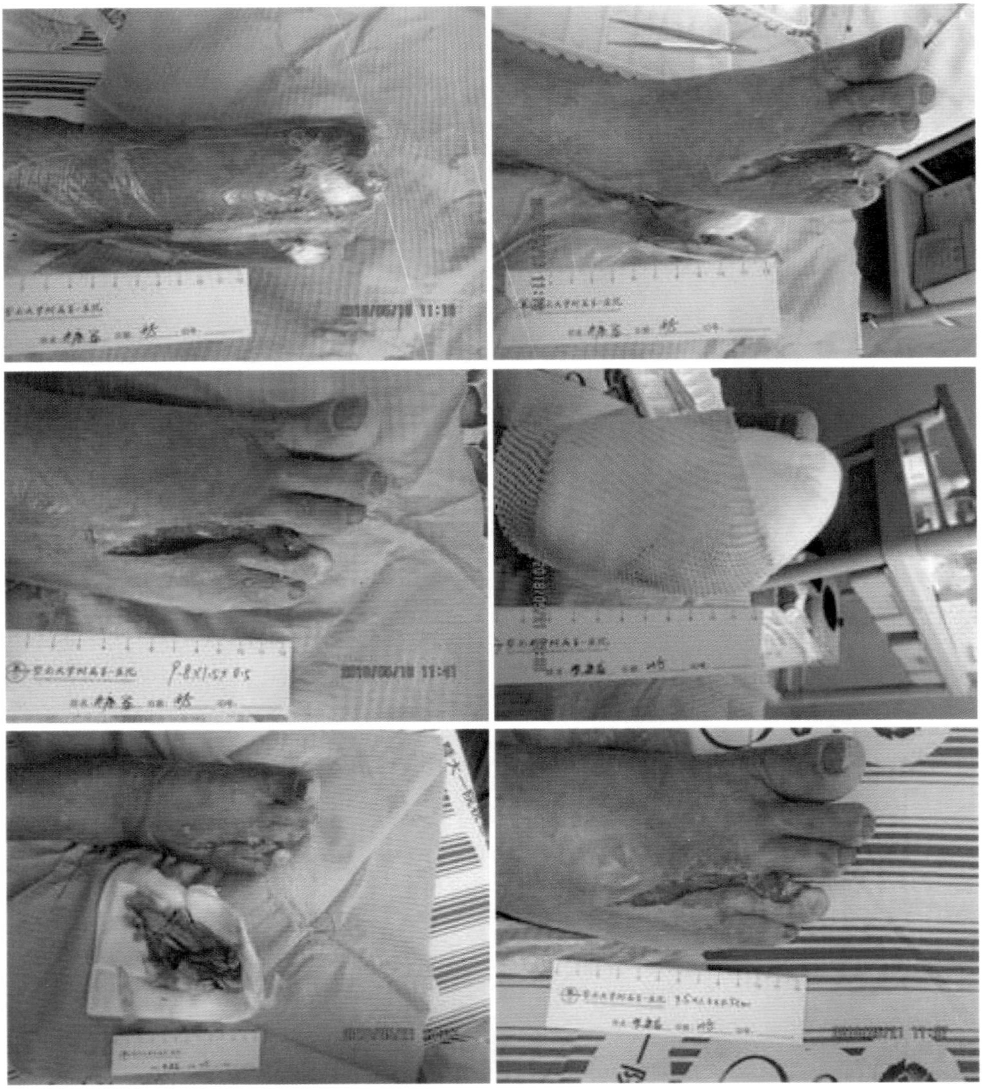

9. 入院第 35 天

（1）全身麻醉下行足清创缝合术 + 第四足趾残端修整术 + 皮瓣成形术。

（2）3 型碘湿敷。

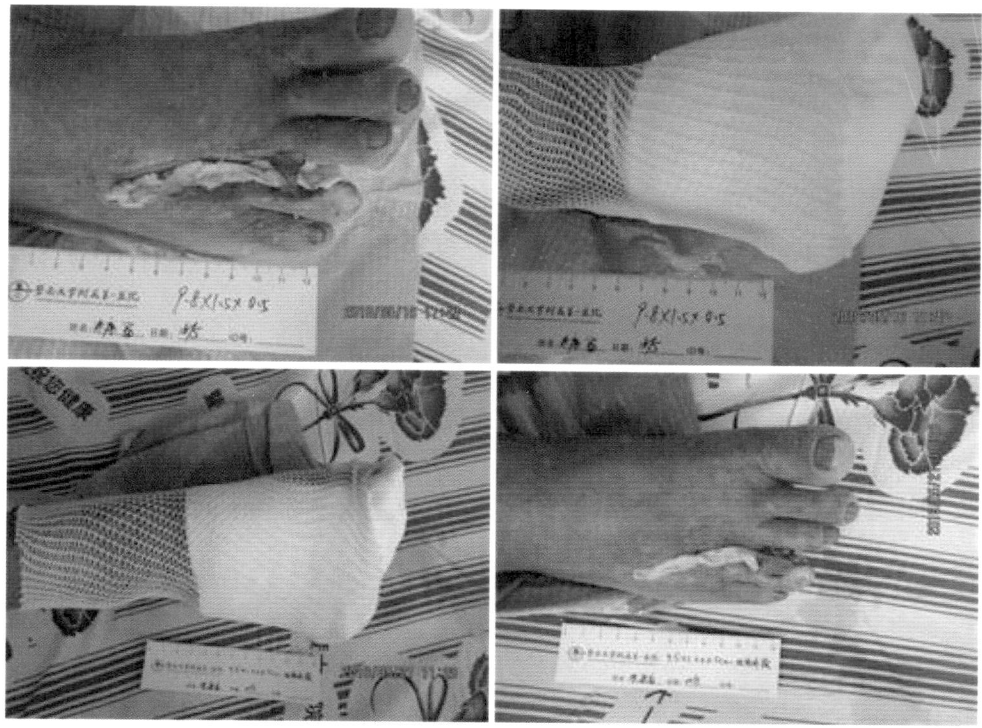

10. 入院第 43 天

3 型碘湿敷，患者出院。

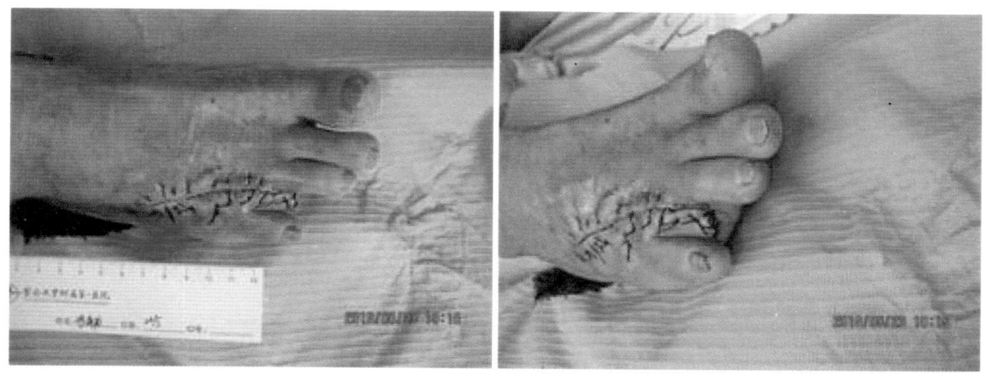

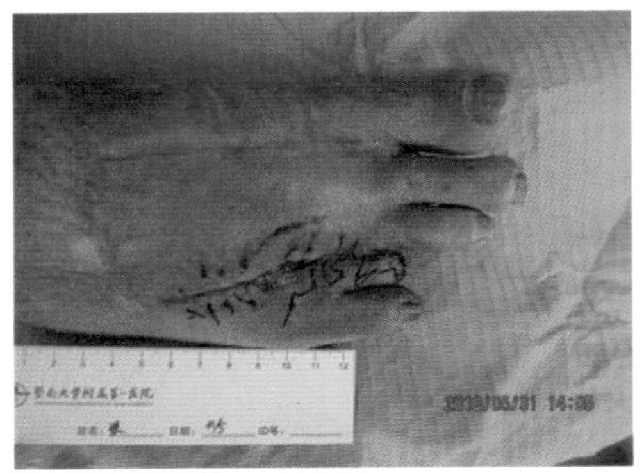

（陈庆玲　洪　杰　余艳梅　刘雪彦）

第四节　糖尿病足患者的随访管理

糖尿病足的最终结局是：溃疡愈合或截肢和死亡。该病是糖尿病患者非常棘手的一种并发症，溃疡愈合的难度较大，而且愈合需要的周期也比较长，复发率高，对患者的生活质量造成了严重影响，同时加重了患者的心理负担和经济压力。糖尿病足溃疡患者的随访管理一直是临床广泛关注的重点。糖尿病足的二级预防包括：缓解症状，延缓神经病变、周围血管病变的进展；三级预防包括：血运重建，溃疡综合治疗，降低截肢率和心血管事件发生率。因此，做好糖尿病足患者的随访管理要围绕着二级预防和三级预防展开。

一、随访内容

（一）伤口

1. 伤口的评估

（1）使用溃疡分级和评分系统标准化方法来评估溃疡分级严重程度，确定

溃疡部位、持续时间、伤口深度、大小和愈合程度。

（2）评估溃疡床，渗出物，气味和溃疡周围皮肤，观察皮肤颜色、温度、足背动脉搏动情况。观察伤口的部位、大小（长、宽、深）、组织形态、渗出液、颜色、感染情况及伤口周围皮肤或组织状况；伤口腐肉是否脱净、边缘及基底是否长出新鲜肉芽。足溃疡的感染程度与溃疡严重程度呈正相关，并严重影响患者全身状态及预后，提示需要及时控制。

（3）评定疗效：①优：患者的足部溃疡以及坏疽面基本痊愈，不再水肿，无并发症；②良：患者的足部溃疡以及坏疽面大部分痊愈，水肿基本消失，无严重并发症；③中：溃疡面积明显减小，水肿减轻，并发症可控；④差：溃疡以及坏疽感染无改善甚至反而加重，有严重并发症。

注意：深度伤口和全身感染的体征可能危及肢体和（或）生命，需要紧急医疗救助。

2. 足部溃疡患者的管理

（1）确保患者接受有关其病情的健康教育，并了解糖尿病管理和溃疡的预防与护理。

（2）伤口清创术有助于伤口愈合。

（3）如果足部动脉搏动存在，非活性组织应从伤口床和周围的骨痂剔除。

（4）如果无法触及足部动脉搏动，评估和改善周围血管是必不可少的，首先请血管专科医生会诊，然后才考虑清创。

（5）为伤口敷上适当的敷料和（或）局部治疗，并按需要更换。敷料计划应该根据伤口的具体特征量身定做。

（6）对于非缺血性溃疡，创造一个潮湿的环境，并根据需要更换敷料。

（7）对于缺血性溃疡，使用干燥的非黏附敷料保持干燥的伤口环境，直到伤口已经由专家审查。

（8）应用减压措施，以优化足部溃疡的愈合。

（9）一个有学科分工及合作的多学科团队。

（二）良好的代谢管理

1. 糖化血红蛋白

对于糖尿病足患者，应积极进行血糖控制。首选胰岛素控制血糖，同时对患者进行充分的血糖控制 [糖化血红蛋白（HbA1c）＜ 7%]，尽可能减少低血糖的发生以降低足溃疡和感染的发生率，继而降低患者的截肢风险。但由于糖尿病足患者常年龄较大，合并症及并发症较多，因此不能一味地强调将患者的 HbA1c 控制在 7% 以下。《中国成人 2 型糖尿病 HbA1c 控制目标的专家共识》推荐：若患者脏器功能和认知能力良好、预期生存期＞ 15 年，应严格控制 HbA1c ＜ 7%；若患者合并其他疾病、预期生存期 5 ～ 15 年，可适当放宽 HbA1c ＜ 8%；若患者既往有严重低血糖史、合并其他严重疾病、预期生存期＜ 5 年，HbA1c 控制目标可放宽到＜ 9%。HbAlc 较高者应避免发生高血糖症状、急性代谢紊乱和感染。

2. 血糖水平

血糖是糖尿病足患者伤口愈合的主要影响因素，一般情况下建议糖尿病足患者的血糖控制在空腹 6 ～ 8 mmol/L，餐后 8 ～ 10 mmol/L，但应根据年龄及个体情况来调节。血糖需要平稳控制，不可大幅度波动。同时督促患者进行规律的血糖监测是很有必要的，在患者出院前予以发放血糖监测本，指导患者完成每日血糖监测，教会患者记录方法，为之后随访及返院复诊提供数据支持。

3. 血压和血脂

对于糖尿病足合并高血压者，应将血压控制在 130/80 mmHg 以下；糖尿病足合并脂代谢紊乱患者，应给予他汀类药物治疗，将低密度脂蛋白胆固醇水平控制在 2.1 mmol/L 以下，若患者同时合并下肢动脉病变，则应将低密度脂蛋白胆固醇水平控制在 1.7 mmol/L 以下；若无临床禁忌，应该给予小剂量阿司匹林（75 ～ 150 mg/d）。

4. 饮食

（1）糖尿病患者的饮食总体原则是平衡膳食，控制总热量，合理搭配能量

比例。总热量根据患者身高、体质量、劳动强度计算。

（2）合理搭配能量比例：合理分配人体所需三大营养素和适量维生素、矿物质、食物纤维等，再根据食物交换份法为患者制订个性化食谱。

（3）三餐合理科学分配，养成饮食好习惯。分餐原则为：少食多餐，以免血糖突然升高，常见的分配方法有 1/3、1/3、1/3，或 1/5、2/5、2/5。每日食盐控制在 6 g 左右，多吃蔬菜和水果，每餐蔬菜 200 ～ 400 g，每日水果约 200 g，忌油炸、油煎、油酥及高油脂类的食品。

（4）如果糖尿病足患者存在伤口，伤口愈合离不开蛋白质，所以应加强患者蛋白质的摄入，尤其是使用 VSD 负压吸引的患者，应加强蛋白质摄入，避免负氮平衡，影响患者伤口愈合。

5. 运动

成年 2 型糖尿病患者每周至少进行 150 分钟（如每周运动 5 天，每次 30 分钟）中等强度（最大心率 50% ～ 70%，运动时有点用力，心跳和呼吸加快但不急促）的有氧运动。而糖尿病足患者，由于伤口的限制，无法正常完成相关锻炼，应指导患者行踝泵锻炼、床上自行车等活动，加强患者下肢肌力锻炼，避免肌肉萎缩。

6. 药物

评估患者使用的药物为胰岛素还是口服药，胰岛素注射患者需要进一步评估其使用的剂量、执行时间、频率是否与医嘱一致；注射的方法、胰岛素保存的方法、针头的更换、注射部位的轮换是否规范。口服药患者需要评估口服药的种类、剂量、口服时间和频率是否与医嘱一致，是否存在漏服、错服和擅自停药现象。

（三）心理状态

因为病程漫长，患者容易出现焦虑、害怕等负面心理，所以护士应积极和患者交流，掌握其实际心理情况，尽可能满足其实际需要，加强交流沟通技巧，并根据患者的具体病情进行个性化的心理干预，进而减轻心理负担，使患者保持良好乐观的心态，能积极接受治疗与护理工作。

二、随访工具

随访工具可采用手机、网络、问卷等，目前使用最广的是互联网微信平台，常用的形式有微信公众号、微信群聊，电子问卷的使用也越来越普遍。各种随访形式各有优缺点，如微信平台推送适合于年龄偏小的患者，大龄患者适用于电话随访，亦或者面对面访谈式沟通。随访者应根据自身需求、患者实际情况等因素出发，开展有效、高质量的糖尿病足患者随访活动。

三、随访频率

电话可以1周至2周一次，微信随时联系，上门访视可1个月或2个月一次。实际工作中，大部分患者需要定期返回医院进行伤口换药，换药频率取决于伤口渗液、渗血及感染情况。

四、随访方式

形成医护一体化的专业糖尿病足管理团队，采用电话、互联网微信平台和上门访视等随访方式，进行多方法、多工具、交叉联合的随访活动。而目前较为成熟的随访活动就是“三人行”血糖管理，电话随访患者情况，同时邀约患者返院复诊，从而开展面对面、一对一的交流，使得患者血糖自我管理能力得到提升。同样地糖尿病足患者出院前，应加入相关微信群聊、添加足病管理师微信号；出院后足病管理师定时电话回访，关注患者伤口愈合情况，及时评估患者有无再次返院的必要，同时做好相关记录，为患者提供连续的伤口护理资料。

综上所述，无论是患有糖尿病足的高风险人群还是已经存在足溃疡的人群，及时的诊疗和管理尤为重要，而管理者为多学科合作团队。多学科治疗团队的建立可以降低患者的截肢率以及缩短住院时间。信息、技能和能力的共享文化能通过整合多学科足部护理服务与其他服务照顾高危人群或患有糖尿病足的人，

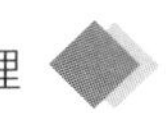

这会使糖尿病患者获取消息更加便捷，获得治疗服务的速度更快，并能减少糖尿病足高危并发症的发生。

（陈庆玲　余艳梅　洪　杰　刘雪彦）

参考文献

[1] 包艳秋 . 探讨糖尿病足溃疡及坏疽合并感染护理中延续性护理的应用效果 [J]. 世界最新医学信息文摘 , 2018, 18(93): 271-285.

[2] 曹芳 , 李少英 . 社区延续护理干预对糖尿病足溃疡患者生活质量改善效果分析 [J]. 实用临床护理学电子杂志 , 2018, 3(29): 13-14.

[3] 吴迪 , 张越秋 . 延续性护理在糖尿病足溃疡及坏疽合并感染护理中的应用研究 [J]. 中西医结合心血管病电子杂志 , 2018, 6(11): 109-110.

[4] 万兵花 . 糖尿病足溃疡及坏疽合并感染护理中延续性护理的应用 [J]. 当代医学 , 2017, 23(11): 155-156.

[5] 王明华 , 白姣姣 , 沈晔 , 等 . 老年糖尿病足溃疡延续护理模式的建立与应用 [J]. 上海医药 , 2016, 37(02): 38-39.

[6] 韩玉香 . 延续性护理在糖尿病足溃疡及坏疽合并感染护理中的应用 [J]. 社区医学杂志 , 2015, 13(18): 50-51.

[7] 中华医学会内分泌学分会 . 中国成人 2 型糖尿病 HbA1C 控制目标的专家共识 [J]. 中华内分泌代谢杂志 , 2011, 27(5): 371-373.

[8] 中华医学会糖尿病学分会 . 中国 2 型糖尿病防治指南 (2020 年版)[J]. 中华糖尿病杂志 , 2021, 13(4): 315-375.

[9] 许蕾 , 钱鸿洁 , 张杉杉 , 等 . 不同程度感染的糖尿病足溃疡患者临床特点及预后分析 [J] . 中华内分泌代谢杂志 , 2013, 29(2): 116-119.

[10] Turns M. Diabetic foot ulcer management: the podiatrist’s perspective[J]. Br J Commun Nurs, 2013,12(14): 16-19.

[11] 国际血管联盟中国分会糖尿病足专业委员会 . 糖尿病足诊治指南 [J]. 介入放射学杂志 , 2013, 22(9): 705-708.

第四章
糖尿病足管理团队

糖尿病足的诊疗与护理涉及诸多学科，其中内分泌科管理，心血管科、骨科等多学科参与是其最佳模式。近几年，糖尿病足的多学科管理发挥了重大的作用，使广大的糖尿病足患者获益良多。

第一节　糖尿病足管理团队的发展现状

2015 年糖尿病学分会教育管理研讨会上，四川大学华西医院糖尿病足诊治中心主任、中华医学会糖尿病学分会糖尿病足工作组组长冉兴无指出：糖尿病足需要多学科管理团队共同协作，内分泌管理，多学科参与治疗外周血管疾病和糖尿病足的模式对患者最有利。

一、国内糖尿病足管理团队概况

2003 年之前，我国大部分并发足溃疡的糖尿病患者不能得到专业、综合的治疗和护理，究其原因是那个时期我国还没有专门研究糖尿病足的人员，也没有足病护理师的教育制度和专业的足病护理师从业人员。2003 年之后，北京、广州、南京、武汉等地的多家医院设立了糖尿病足中心或糖尿病足诊疗室，从此糖尿病足临床防治和研究工作得到了极大的发展，越来越多的多学科医务工作者参与其中。

2008 年，华中科技大学同济医学院附属梨园医院创面修复科与国外医疗、护理专家合作引入德国的足护理技术，建立了湖北省首家糖尿病足诊疗室，配备了糖尿病足护理师和足病医师，建立了适合本地区糖尿病足的诊疗模式，就诊者经治疗后好转率达 100%，治愈率近 80%。治疗室护理人员主要由 5 名经过糖尿病足专科护理培训，且具有 3 年以上糖尿病足专科工作经验的专职护士组成，其中 1 名主管护师担任组长，负责治疗室的全部管理业务；1 名总务护士负责治疗室清洁、消毒及物品的领取、保管工作，并且在糖尿病足护理师轮班休息时替代她们的工作；其余 3 名护士按病区床位平均分配护理所管辖的糖尿病足患者。糖尿病足治疗室在病区护士长的领导下，由治疗室组长负责整个治疗室的具体护理工作，糖尿病足医师根据病情开出医嘱并提出护理要求；糖尿病足护师在治疗室组长的领导下进行各项创面治疗管理和护理工作。足病护理师日常工作内容包括：执行糖尿病足医师医嘱，如为糖尿病足患者进行相应足部检查及相关的实验室检查等；对患者病情进行评估，给患者制订足部创面换药计划，合理选择和使用专业的足部护理用品、护具等。在管床医师的指导下，独立完成糖尿病足患者的各项护理并对患者给予健康教育。

原南京军区糖尿病足中心暨内分泌科是解放军东部战区空军医院的特色重点专科，以“糖尿病足坏疽系统治疗体系”为品牌。足病中心拥有一支以内分泌医生为核心，骨科、血管科和影像科等学科医生为成员的医疗团队，开发了多种独特、有效的足病治疗新技术，如“创面外科清创技术”“下肢血管干细胞移植术”“下肢血管介入技术”“皮肤移植技术”，以及能自动生产矫形鞋垫来预防糖尿病足发生的“足底压力矫正系统”等，近年来挽救了约 1000 例濒临截肢的糖尿病足坏疽患者。足病中心在临床治疗不断完善的同时，积极开展糖尿病足的基础科研工作，拥有高学历研究人员和无菌实验室，先后在国内和国际发表论文 100 余篇，被 SCI 收录。

江苏省首家多学科参与的糖尿病足中心2007年在东南大学附属中大医院成立，中华医学会糖尿病学分会足病学组组长许樟荣教授任名誉主任，中大医院内分泌科主任孙子林教授任主任。据许樟荣教授介绍，有专业的糖尿病足诊治中心的国家，糖尿病患者的截肢率可降低60%，而截肢5年后的死亡率可降低70%，这足以证明建立专业糖尿病足中心的重要价值。中大医院组建的糖尿病足中心，把过去糖尿病足患者分散诊疗模式转变为“一站式”诊疗模式，患者在一个就医地点就能得到不同科室专家最及时、最优化的联合诊治。工作室所引进的多种进口设备能对患者进行足病的筛查、评估和预防，对患者进行最快的指导和治疗。它能给患者建立评估档案，测试患者足病的风险系数，进行健康指导。

广西壮族自治区人民医院拥有广西首家专为糖尿病足患者进行规范性诊断和治疗的中心，糖尿病足治疗中心配备有下肢血管多普勒检查仪、感觉振动阈值检查仪、经皮氧分压测定仪等协助诊断的相关检查，为糖尿病足的早期诊断提供了准确的依据。此外，该医院还同时配备7台负压治疗仪、超声清创机、半导体激光治疗仪、美国890 nm近红外线治疗仪等用于慢性溃疡创面的治疗。

济南市第三人民医院糖尿病足诊疗中心配置了目前国内最先进的全自动电脑分析和诊疗设备，包括美国Vista超声血管诊断系统、糖尿病足周围神经病变筛查系统和德国足病诊疗椅等,为糖尿病足的早期筛查和诊断提供准确的依据。糖尿病足治疗室具体开展以下工作：一是应用先进诊疗仪器对糖尿病患者进行慢性并发症筛查，对患者进行风险评估；二是给予糖尿病足患者系统的内科治疗；三是加强与相关科室协作，为患者提供多学科多层次的综合服务；四是创面处理、换药；五是开展糖尿病宣教，对糖尿病足患者进行信息化管理。

暨南大学附属第一医院于2015年年底成立了糖尿病足管理中心，团队成员包括内分泌科医生、骨科医生、介入科医生、足病治疗师、内分泌科护士、个案管理师、营养师等。中心团队成员工作职责：

（1）内分泌科医生：①出门诊，根据门诊就诊患者的情况开具不同的检查验单。针对初诊或复诊患者开具糖尿病并发症筛查相关检查；对注射胰岛素或测血糖技术有疑问的患者，则转介至糖尿病教育门诊，由资深的糖尿病专职教育者指导其正确的注射胰岛素及测血糖的技术。②与骨科、介入科医生之间进行患者转介。

（2）足病治疗师：负责门诊和住院患者足部高危因素的处理，开设相关项目，如修剪趾甲、胼胝的处理、真菌感染的处理、甲畸形的处理、足伤口换药、足护理（如中药泡脚等措施）。

（3）内分泌科护士 1：进行 ABI 检查、尼龙丝筛查、音叉筛查、针刺觉检查、温度觉检查。内分泌科护士 2：负责糖尿病足底压力检查、下肢神经（大神经）检查。

（4）个案管理师：该中心的个案管理师曾至香港地区进行过专业系统的学习，能对患者进行筛查结果的解释，并为门诊和住院糖尿病患者建立电子病历库，利用网络、电话和门诊三位一体化进行糖尿病患者的随访。

（5）营养师：结合患者 BMI、病情，给予饮食方面指导，合理配餐，帮助患者自我管理饮食行为。

随着人们对糖尿病足的日益重视，我国三甲医院建立糖尿病足中心已成为趋势，防治糖尿病足是其主要目标，糖尿病足医师在其中起到了关键的作用。

二、国外糖尿病足管理团队概况

（一）德国糖尿病足管理团队

2002 年，德国决定设立一个新的职业：医疗足护理师，有别于普通的修脚工。该职业应至少完成 2.5 年学业，并参加国家现代医学护理师资格考试，合格学员颁发相应证书及准予服务患者。文献报道 2012 年在德国有 269 个多团队合作足病中心得到认证，其中 193 个中心负责门诊治疗，76 个中心负责住院患者治疗。德国糖尿病足护理中心专业质量分析显示，7 年的时间收集了 18 532 例患者的数据。所有患者至少每半年评估一次，评估内容有患者身份、出生日期、初诊

日期、足病损害分级（Wagner/Armstrong）、夏科足（Sanders/Levin）、再次评估日期、截肢（major/minor）、其他程序、住院治疗、治疗 6 个月后或死亡的溃疡结果分级。在 18 532 例患者中，对 18 160 例患者进行了跟踪随访，随访率 98%。截止至 2017 年，德国联邦足病医师、足病护理医师协会（ZDF）成员已达 4000 名，遍布 12 个联邦州，基本覆盖全国。

德国糖尿病足管理团队的主要成员包括足病医师和足病护理师，足病医师负责对患者诊治，足病护理师负责对患者伤口进行治疗。德国糖尿病协会足病工作小组的认证手续包括构架质量、程序质量和结果质量，具体内容见表 4-1-1。

表 4-1-1　德国糖尿病协会足病工作小组认证结构内容

1. 构架质量	设备
	足清创室（手术室）、敷料车（换药车）、专业椅子或卧榻、充足照明设备
	音叉、SW 单丝、反射锤、多普勒装置、测压装置
	相机
	消毒设备
	人员
	所有足护理团队成员必须有相应的名称和资格（糖尿病专家、护士、伤口管理者）
	书写合作同意书
	外科医生、血管外科医生、糖尿病专家、足病专家、住院或门诊患者转介工作者、矫正器修配者、微生物专家
	应急服务 24 小时
2. 程序质量	根据指南（基于证据的足病指南、国际共识指南）进行治疗处理足病
	标准文档 –（German BIS）
	卫生标准（包括 ORSA）
3. 结果质量	查账
	年工作组大会公共数据
	公共标杆管理结果

（二）西班牙糖尿病足管理团队

西班牙糖尿病足多学科团队成员包括内分泌专家、足治疗师、外科医生（血管、普外、整形）、糖尿病教育者等。糖尿病足国际共识小组（International Consensus on the Diabetic Foot, ICDF）将糖尿病足专科单位与其他机构联合治疗的模式分为 3 种。①小型规模单位：合作医护人数≤ 3 人（由内科医生、护士、足治疗师组成）。患者入住科室治疗，设施简单，仅处理简单的足部损伤。该模式重点在于防治糖尿病足。②中型规模单位：合作医护团队人数 3 ～ 6 人，可对不同足部损伤程度的患者进行治疗，设备为中等的医疗设施。其优点在于患者入住科室能与院内关联部门开展合作。③大型规模单位：合作医护团队人数达 6 人以上，可对不同足部损伤程度的患者进行治疗，设备精良。该单位的优势在于与相关中心合作紧密，定期组织会议和课程，包括人员培训等。有研究调研德国 64 家综合医院、1 所大学、8 个卫生保健中心和 2 个专业中心结果显示，34 家机构有糖尿病足病单位。大部分糖尿病足中心（85.3%）由公共资金资助，12% 糖尿病足中心是由私立医院—州政府合作资助，2.7% 糖尿病足中心完全由私立医院资助。5 个足病单位属于小型规模，20 个足病单位属于中型规模，9 个足病单位属于大型规模。糖尿病足管理团队中的成员、成员职能和器材情况分别见表 4-1-2 至表 4-1-4。

表 4-1-2　糖尿病足管理团队（n=34）里的不同专家组成情况

专家学科分类	人数	百分率（%）
家庭医学	13	38.0
足病学	20	58.0
护理学	24	70.6
内分泌学	29	85.6
普外科学	11	32.4
整形外科学	12	35.3

续表

专家学科分类	人数	百分率（%）
血管外科学	25	73.0
影像学	10	29.4
糖尿病教育	24	70.6
骨科学	3	8.8
皮肤病学	3	8.8
感染学	20	58.0
微生物学	12	35.3
精神病学	6	6.1

表 4-1-3 糖尿病足管理团队（n=34）里的不同专家成员职能

专家成员职能	人数	百分率（%）
相关单位密切合作	9	27.3
作为协作者—领导小组	30	90.9
和其他中心交流经验	18	54.5
和其他医院部门合作	28	84.8
和其他非医院服务团队合作	24	72.7
参加区域、全国范围、国际会议组织	17	51.5
允许专业人员到中心访问提高技术和相互交流	12	36.4
和相关单位密切合作	8	24.2

表 4-1-4 糖尿病足管理团队（n=34）使用的设备

设备	单位数	百分率（%）
治疗室	26	78.8
10 g 尼龙丝	33	100.0
128 Hz 音叉	32	97.0

续表

设备	单位数	百分率（%）
手术室	24	72.7
生物震动感觉测定仪	17	51.5
超声多普勒系统（ABI 检测）	32	97.0
整套足部治疗设备	20	60.6
X 线室	28	84.8
检验室	28	84.8
电子记录设备	24	72.7
培训教学用的设备	16	48.5
矫形配备洗澡间	8	24.2
修剪胼胝机	8	24.2
经皮氧测量仪	12	36.4

（三）泰国糖尿病足管理团队

泰国的糖尿病足中心成员及运作方式见图 4-1-1。可见其团队成员更广、检查和管理咨询更加细致。

1. 有医院转介或初级保健单位的内科医生（糖尿病专家）把糖尿病足患者转介给伤口护理护士或足病治疗师。伤口造口师和足病治疗师在糖尿病患者管理过程中起到“守门员”作用，对转介的患者进行管理。

2. 提供咨询服务的有普外科医生、血管外科医生、整形科医生、心脏病专家、神经专家、肾脏科专家。

3. 提供辅助服务的有糖尿病教育者、影像专家、核医学专家、内科医生、营养师。

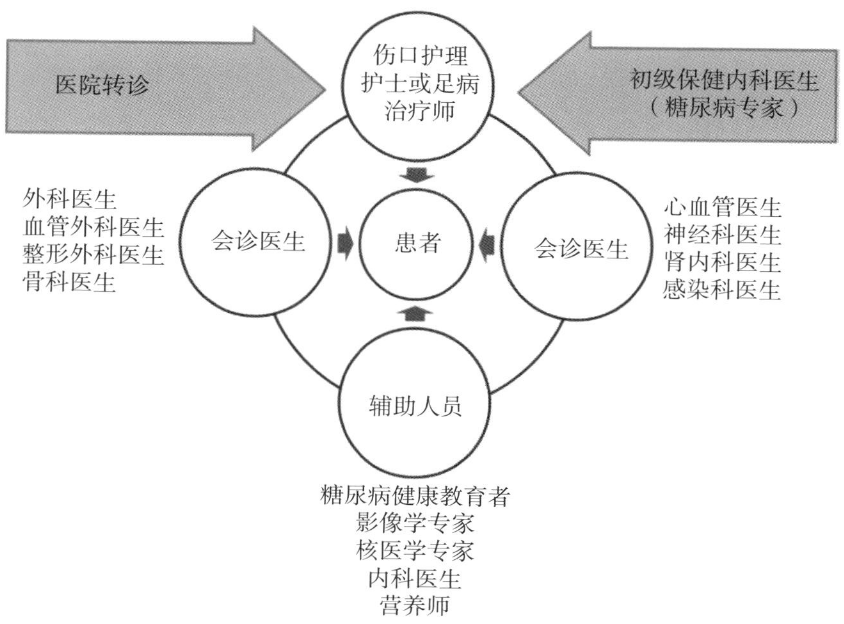

图 4-1-1　由糖尿病专家领导的糖尿病足多学科管理团队及其运作方式

（刘雪彦　马芳婷　刘　艳　陈晓宇　黄洁微）

第二节　糖尿病足管理团队成员的角色

多学科协作团队（MDT）诊疗模式治疗糖尿病足能够有效控制感染、减少换药次数、降低患者截趾（肢）率、缩短住院时间、减少住院费用、改善患者预后及生活质量，是值得推广的一种新型、高效的诊疗模式。

一、多学科合作管理糖尿病足的必要性

糖尿病足溃疡创面的治疗涉及众多方法与技术，需要多学科协作团队（multi-disciplinary team, MDT）治疗，遵循多学科合作、专业化治疗、预防为

主原则。多学科协作团队治疗体现在内分泌科、老年病科、血管外科、整形外科、显微外科、骨科、影像科、介入科、营养科等共同参与，为创面的局部处理创造条件。多学科协作团队核心成员包括糖尿病专家、整形外科医生、矫正器修配者、足病医生和糖尿病教育护士。多团队合作管理糖尿病足主要包括以下内容：细致的伤口护理、足够的血管供应、代谢控制、营养状况改善、适当的抗生素治疗和非负重的治疗。

糖尿病足著名专家许樟荣指出，内分泌科医生在严格控制血糖、血压方面发挥主导作用，与心血管科医生的协作可以使血压保持在理想水平和减少心血管事件率；与整形外科和骨科合作可以降低截肢发生率，保证手术成功；选择适当的时机进行血管介入或外科治疗可以促使足溃疡的愈合和降低截肢率。对于大的创面，有时还需要与烧伤科、创面外科或矫形外科合作进行植皮或皮瓣移植手术。对于合并感染的糖尿病足溃疡患者，尤其是溃疡合并耐甲氧青霉素酶金黄色葡萄球菌的感染者，在抗生素的选用上需要感染科医生的指导和帮助。

糖尿病足溃疡的治疗是由多学科协作团队来完成的，这是国际糖尿病足工作组和许多从事糖尿病足及其相关学科的专业人员共同强调的。四川大学华西医院一项研究显示，糖尿病足多学科协作综合治疗中心成立后，糖尿病足治愈率从 42.3% 提高到 70.2%，无效率从 24% 下降到 10.3%。多学科协作治疗足病的模式有三种：一是定期会诊，适合于足病患者较多的中心；二是不定期会诊，由于其组织结构松散，不算是真正的多学科协作；三是形成协作组织，进行学术讨论和病例诊断、治疗分析。

二、糖尿病足管理团队成员的角色

四川大学华西医院糖尿病足诊治中心主任、中华医学会糖尿病学分会糖尿病足工作组组长冉兴无指出，以往糖尿病足患者出现足部问题会直接找皮肤科、骨科医生等，而不会找内分泌科医生。但从糖尿病下肢血管病变、糖尿病足的发病机制来看，多学科协作团队诊治是可行的。对于危重肢体缺血患者，如果

内科治疗无效，则需要行介入治疗或外科治疗。因此，糖尿病性外周血管疾病的预防要求临床上做到多学科协作，即首先由糖尿病专科医生评估患者全身状况，尽可能降低心血管并发症的发生；同时评估其血管条件，创造介入治疗或外科治疗的条件，与介入医生、血管外科医生一起讨论手术方式，做出抢救预案，手术成功后还要给予随访和药物调整。这样做的目的是最大限度地改善糖尿病性外周血管疾病患者的血循重建，减少截肢和死亡。而对于糖尿病足患者，既需要针对足部病变的局部处理，又需要对患者全身状况进行处理，可能涉及内分泌代谢科、营养科、肾内科、感染科等医生的配合，这样才能最大限度地保证患者生命安全，为足溃疡的治疗奠定基础。

糖尿病足多学科协作治疗队伍的成员除了糖尿病专科医生和教育护士、足病护士，还需要血管外科、骨科、矫形外科、创面外科、足踝外科、皮肤科、感染科的参与。足病治疗师负责对足病溃疡进行特殊处理，承担足病诊室的常规工作，但国内这个足病治疗师的角色该由谁来承担，目前仍没有定论，有些由内分泌医生担任，有些则由骨科医生担任。而专科护士或足病助手负责筛查是否存在缺血性病变，应用仪器检查踝肱指数和经皮氧分压测定，进行感觉神经和振动觉检查，协助足病医生进行溃疡伤口包扎；骨科医生决定患者是否需要清创、小截肢还是大截肢；血管外科医生解决中重度下肢血管病变患者的下肢供血问题；心脏、肾脏专科协助处理高血压、心功能和肾功能异常。

典型案例：患者，男，67 岁。因“右足第一趾烫伤后疼痛并溃疡形成”来足病诊室就诊。查体：T 37℃，P 85 次 / 分，R 20 次 / 分，BP 130/88 mmHg，右足第一趾红肿，溃疡面约 1 cm × 1 cm，有黄色脓性分泌物，足背动脉搏动未扪及。足病医生此时需要判断该溃疡长期不愈的主要原因。医生的第一印象应该是下肢动脉缺血性疾病所致，这个时候要进一步进行判断，需要询问病史，进一步了解到患者在烫伤之前就有间歇性跛行的症状，跛行距离约为 500 m，烫伤后约为 200 m，患者烫伤前晚上能安静入睡，现在夜间常出现疼痛，这时足病医生可以进一步确诊该患者为动脉缺血性疾病；继续追问病史，得知患者有10年的糖尿病病史，但是血糖控制较差，基本能确定患者为缺血性糖尿病足。这样，足病医生应考虑建议患者去血管外科专科进行针对下肢缺血的诊治。同时，足病医生需要进一步了解烫伤后溃疡的程度（面积、深度、有无分泌物），溃疡有无疼痛，疼痛的性质，有无静息痛。针对上述情况，足病医生可以有针对性地进行初步的实验室检查如血常规、尿常规、血糖等，足部X线等影像学检查。根据检查情况，足病医生可以先进行对创面的初步处理，同时建议患者至血管外科进行诊治，与患者的血管外科医生保持联系。

从该病例可以看出，足病医生诊治该患者涉及多个学科，包括血管外科、内分泌科、骨科。如果该患者成功改善了缺血症状，足趾的感染也得到控制，足病医生需要进一步采取措施，针对足部溃疡进行伤口处理，给患者定制专业的足部护理用品、足部护具等。这说明足病医生也需要具备皮肤科、矫形外科等学科的知识。现阶段，足病医生由有经验的内分泌医生承担，也可以血管外科医生或骨科医生承担。足病医生是足病诊室的核心，如果足病室尚未成规模，足病诊室可以由一名足病医生和一名足病护理师来组成。当患者就诊后，足病医生开具医嘱，足病护理师就按医嘱进行治疗。足病护理师的职责是独立地实施足部护理性的操作，能够遵照医嘱进行有针对性的足部治疗，能够识别疾病的病理性改变。国外的经验证明，护士通过专业培训，完全可以胜任足病护理师的工作。足病护理师的工作繁琐，需要有较强的责任心、耐心，这些恰恰与护士的工作特质相契合，故足病护理师的工作女性更能胜任。

当然，在不同的发展阶段，应配备相应的专业队伍。当前，我国现有医疗体制下在足病诊治方面没有固定的模式，需要医务工作者在实践中积累经验，不断探索。当然，我们也要积极进行学科建设，在各位同道的共同努力下，争取早日能将足病医生和足病护理师的职业发展成为独立于医生、护士的新医疗专业技术职业。

（刘雪彦　马芳婷　刘　艳　陈晓宇　黄洁微）

参考文献

[1] 许樟荣，刘志国，顾洪斌，等．糖尿病足防治中的专业化处治和多学科合作 [J]. 西部医学，2011, 23(7): 1203-1205.

[2] 许樟荣．专业化处治和多学科合作防治糖尿病足溃疡和降低截肢率 [J]. 中华损伤与修复杂志：电子版，2011, 6(4): 499-502.

[3] Snyder RJ, Kirsner RS, Warriner RA 3rd, et al. Consensus recommendations on advancing the standard of care for treating neuropathic foot ulcers in patients with diabetes[J]. Ostomy Wound Manage, 2010, 56(4): 1-24.

[4] Game FL, Hinchlitte RJ, Ajelgvist J, et al. A systematic review of interventions to enhance the healing of chronic ulcers of the foot in diabetes[J]. Diab Metab Res & Rev, 2010, 24(S1): 119-144.

[5] 许樟荣，冉兴无．糖尿病足规范化诊疗手册 [M]. 北京：人民军医出版社，2015.

[6] Salvotelli L, Stoico V, Perrone F. Prevalence of neuropathy in type 2 diabetic patients and its association with other diabetes complications: The Verona Diabetic Foot Screening Program[J]. J Diabetes Complicat, 2015, 29(8): 1066-1070.

[7] 许樟荣．糖尿病足变的分类与诊治进展 [J]. 内科急危重症杂志，2002, 8(1): 32-35.

[8] Lobmann R, Achwerdov O, Brunk-Loch S, et al. The diabetic foot in Germany 2005–2012: Analysis of quality in specialized diabetic foot care centers[J]. Wound Medicine, 2014(4): 27–29.

[9] Brownrigga JRW, Apelqvistb J, Bakkerc K, et al. Evidence-based management of PAD & the diabetic foot[J]. Eur J Vasc Endovasc, 2013, 45(6): 673-681.

[10] Sinwar PD. The diabetic foot management—Recent advance[J]. Int J Surg, 2015, (15): 27-30.

[11] 孙迎放．糖尿病足外科治疗的相关问题 [J]. 中华损伤与修复杂志，2012, 7(2): 121-124.

[12] Sohrabi S, Russell D. Diabetic foot and foot debridement technique[J].Wound management, 2014, 32(9): 491-495.

[13] Armstrong DG, Lavery LA, 党倩丽．糖尿病足局部截肢术后负压创伤治疗：一项多中心、随机对照试验 [J]. 世界核心期刊文摘．皮肤病学，2006, 2(2): 1-2.

[14] 王军．糖尿病足溃疡期中医综合外治方案规范的多中心临床研究 [J]. 北京中医药大学学报，2013, 12(2): 15-17.

[15] Elgzyria T, Larssonb J, Nyberg P， et al. Early revascularization after admittance to a diabetic foot center affects the healing probability of ischemic foot ulcer in patients with diabetes[J]. Eur J Vasc

Endovasc, 2014, 48 (4 p): 440-446.

[16] Yotsapon Thewjitcharoen, Sirinate Krittiyawong, Sriurai Porramatikul. Outcomes of hospitalized diabetic foot patients in a multi-disciplinary team setting: Thailand's experience[J]. J Clin & Transl Endocrinol, 2014,(1): 187-191.

[17] 李建军 , 郑娜 , 李炳辉 , 等 . 糖尿病足护理师培训现状及思考 [J]. 护理学杂志 , 2014, 29(3): 88-89.

[18] 李建军 , 郑娜 , 李炳辉 , 等 . 糖尿病足医学护理师培训模式的建立与实践 [J]. 山西医药杂志 , 2013, 42(11): 1258-1260.

[19] 李建军 , 郑洁 , 方建 , 等 . 实施足病护理师介入糖尿病足治疗室创面处理模式的体会 [J]. 中华损伤与修复杂志 , 2013, 8(5): 529-531.

[20] José AntonioRubioa, JavierAragón-Sánchezb, José L, et al.Diabetic foot units in Spain: Knowing the facts using a questionnaire[J]. Endocrinol Nutr, 2014, 61(2): 79-86.

第三节 足病诊疗护理相关的岗位设置

随着我国社会经济的快速发展、社会人口结构的变化、健康需求的扩大和科学技术的快速进步，现代人越来越注重足部保健。街头各种专业以及非专业的足疗店也蓬勃发展起来，虽然解决了部分人的足部保健需求，但由于足疗店从业人员并不具备医学相关知识，不可能解决足病患者的复杂伤口问题。随着我国糖尿病患者人数的逐年增加，糖尿病足以及各种足踝问题不断涌现，糖尿病足患病人群的医疗卫生服务需求和健康照护已成为政府和社会关注的民生热点。国外足病医学发展较早，也配备了相关的岗位，国内没有专门的医学院培养专业的足病诊疗师或足病护理师，医生对部分足病的治疗方法并不是完全了解。本节将介绍国内外足病诊疗护理行业现状以及相关的岗位角色定位、资质、培养方式。

一、国内足病诊疗护理行业现状

国内足病行业分为两大类，一类为政府医疗机构足科诊室，目前国内这类足科很少，如同仁医院足踝外科等，主要诊疗足部骨科疾病和糖尿病足伤口溃疡等；另一类为民间传统修脚中心，主要修治一些常见足部疾病，如胼胝、鸡眼、灰指甲及甲沟炎等。一直以来医生诊疗足部骨科疾病和伤口问题，修脚师修治常见脚病，各不相连，没有系统的足部诊疗护理体系，尤其是对糖尿病综合征的预防性护理和足部的科普宣传更是知之甚少。其原因有以下几点。

（一）大众健康意识薄弱

在国内，人们对足部健康并不太重视，若发现脚病，首先想到的是民间修脚店，即使到医院就诊，医生对部分脚病的治疗方法也不是完全了解，往往让患者购买药品自行处理或手术切除，很难让患者满意。而修脚师应用传统修脚刀可快速地缓解患者的病痛，但由于修脚师所使用的刀具和治疗环境很不卫生，虽然修治脚病的技术熟练，但是对脚病的认识片面，这也让患者很担忧。

（二）对应的法律条例不健全

国内没有关于足病诊疗护理的相关法律，国家卫生部门也没有制定有关足病诊疗的条例和诊治范围；修脚师归属劳动和社会保障部，没有规范的职业标准及管理条例。

（三）没有专业的足病诊疗师或护理师培养学院

国内没有专门的医学院培养专业的足病诊疗师或足病护理师，医生对部分脚病的治疗方法并不是完全了解；修脚师一般主要是师带徒式学习，劳动和社会保障部虽然有理论与技能培训教材，修脚师都不会去学习。

（四）相关足部治疗器材品种较少

近年来也有部分医院开设足病治疗室，但是国内缺少专业的器材，如原解放军306医院糖尿病诊疗中心足病室用的椅子是德国的，器械是澳大利亚的，几乎没有中国造的器材，因此将来国内的足病治疗器材还有很大的发展空间。

二、足病诊疗医生岗位设置

在澳大利亚，足病医生的英文是“podiatrist”，也可译为足病治疗师；在欧美国家，通常称为足病医生；我国引用欧美国家的称呼，也称为足病医生。虽然名称不尽相同，但角色定位以及职责大致相同。以下以足病医生为例，介绍足病诊疗医生的相关情况。

（一）足病医生角色定位

足病医生的工作范围主要是集中在患者由于各种原因（包括外伤）或疾病所引起的足、踝及下肢病变的诊断与治疗。足病医生可以进行手术、开处方药物等一般医生所能操作的相关医疗处置。由于足病医生是经过专业临床训练的专科人士，因此，他们对这个范围的疾病，特别是对糖尿病并发的足趾坏死的处理，神经性疾病所造成的下肢疾病如顽固性溃疡，动脉炎引起的下肢血液供应失调等，有着丰富的临床经验。

德国的足病学更加注重非手术治疗和预防性护理，如根据生物力学原理分析嵌甲（内生甲）形成原因和制定矫正方案。2002 年德国专为此职业颁发了新的法律法规和医疗保险体系，法律命名此职业为医疗辅助性学科，在足部疾病的预防和康复方面发挥着重要的作用。

在国外，足病医学发展快速，已经衍生出了不同的足病专业，以下是国外足病医生的分类及角色定位。

足踝外科医生：诊断足病外科疾病，为患者提供手术治疗的医务工作者。通过分析患者的病史、药物过敏反应、身体条件和检查结果，确认做手术的必要性，并制订施行手术的方案。

足病内科医生：主要是诊断足病内科疾病，为患者提供非手术治疗的专业人员。通过对患者进行问询并记录，必要时开具相关实验室检查单，并对所开辅助检查报告做出分析判断，提出足病治疗和预防保健方案，并开具处方。治疗方法主要为药物治疗，还包括利用医疗设备、器械提供物理疗法，以及输氧、

营养支持、输血、止血、替代治疗等。

运动医学医生：针对足踝运动损伤作出诊断、治疗、康复以及解决运动中发现的其他问题。主要包括小腿和足踝的韧带、肌腱、筋膜及其他软组织损伤等。

此外，还有足踝放射诊断医生、足踝肿瘤医生、糖尿病足保肢及创面治疗医生、足踝法医医生，他们在各自的岗位上为广大患者进行专业的诊治。

（二）足病医生培养方式

1. 足病医学专业的学制、课程设置与学位授予

在美国，从事足踝方面医疗服务的医生有两类，一类是足病医学专业的毕业生，另一类是骨科学专业的毕业生。学生申请就读足病医学专业，首先需要具备三年或 90 个学分以上的科学学科方面的教育经历（如物理学、有机化学、生物学等）；然后参加医学院校入学考试，通过入学申请后即可就读。95%以上的学生在入学前就具备了本科学历，还有一部分已接受过研究生教育。美国足病医学专业的学制是四年。目前，美国拥有 9 所足踝医学院，接受美国足病医学教育委员会的管理和认证，学生毕业后可获得足病医学博士学位。美国足病医生必须进行系统的 4 年专业学习取得学士学位，然后再经过 2 ～ 3 年的住院医生训练才有资格考取足病医生执照。在 4 年的本科学习过程中，第 1 年类似其他专科医生的学习，如一般医生或骨科医生课程，但是更着重足踝下肢的课程，同时也兼学胚胎及儿科等科目。

在英国，足病医学在本科阶段的教育为三年制，主要是医学理论知识的学习和基本操作的训练。学生毕业后将获得科学学士学位。其后，通过研究生教育及相应的毕业后教育，学生可获得硕士、博士学位，并可获准进入足病医学领域，逐步从事从基础健康管理到足踝外科手术等不同等级的医疗服务。

在澳大利亚，足病医学本科阶段的教育为四年制，包括医学理论授课阶段与专科临床教育阶段。在医学理论授课阶段，各个学校均重视对基础医学知识的教学，课程涵盖解剖学、生物化学、组织与胚胎学、生理学、病理学等医学

院校的通科教育。值得一提的是，在这个阶段，多数院校还开设了社会学及患者心理学等课程，以帮助学生更好地适应未来职业。在专科临床教育阶段，学生一方面需要学习足踝专业领域的特色课程，另一方面将进入临床，开始实习和轮转。专业特色课程往往在医学通科课程中略有提及，却不够系统和深入，这也正是我国医学生在足踝专科教育中比较薄弱的环节。这些课程涵盖了足踝生物力学、人类步态、足踝畸形、足踝局部麻醉、足踝整形外科学等多个重要方面。在临床实习和轮转的过程中，学校要求学生通过临床学习，掌握足病医学常见病和多发病的诊治；在操作上，要求掌握拔甲、部分拔甲、伤口清创、冷冻治疗、电灼治疗等基本操作。本科毕业后，学生需要继续学习研究生课程，接受毕业后的持续专业发展培训逐步成长为足踝专科医生。澳大利亚不同地区的法律对足病医生处方权限的规定有所差异，对足病医生的手术权限也有细致的规定。

在德国，足治疗师需要完成相当于我国的高中学历后进入足科医学院培训2年半（2000小时理论学习+1000小时临床实践），再通过国家执业考试合格后，颁发相应执业资格后方可执业。他们不仅能治疗各种足部问题，而且修脚垫、除鸡眼等我们认为是修脚师干的活儿都属于他们的工作范围，糖尿病足的防治和教育更是他们的工作重点。

我国目前没有专门的足病学院，大多数医生是去国外进修学习，回到国内医院开展相关的工作。由于国内的医生工作量大，现阶段只是兼职做足病方面的工作，并没有单独设立足病医生或足病治疗师的岗位。

2. 足病医生的诊疗管理权限

在不同的国家，足病医生的职业发展和诊疗权限管理有所不同。在美国，足病医生需要处理足踝部位所有的伤病和疾患，包括运动创伤、小儿足踝疾病、足踝皮肤疾病、糖尿病足等。很多时候，他们是较早发现患者某些系统性疾病的医生。在英国，足病医生在获得注册的初期，获准可以开具药物处方、进行注射治疗和一些非侵袭性的操作。约在完成1000小时的临床专业培训后，可以

逐步拓展治疗范围。一般而言，为了获得足踝手术的资质，足病医生需要完成研究生阶段教育并接受相关培训，多数需要10年左右的时间。

3. 足病医学专业的执照获得、规范化培训与就业方向

学生毕业取得学位，还需要注册及考核认证才能获得执照。在美国、英国、澳大利亚等发达国家均有相应的委员会来管理足病医生的执照并监督依法执业。如美国的足病医学专业委员会（American Board of Podiatric Medical Specialties，ABPMS），英国的健康与护理专业委员会（Health & Care Professions Council，HCPC），澳大利亚的健康从业者监管机构（Australian Health Practitioners Regulation Agency）等。

各国对足病医学毕业生在毕业后的规范化培训均有具体而细致的要求。比如，美国足病医学住院医师在规范化培训阶段，需要轮转学习急诊医学、内科学、感染科、行为医学、康复理疗科、血管外科、皮肤科、普外科、骨科、整形外科以及足踝外科。其他国家也有类似的轮转计划。

足病医学毕业生的就业主要围绕着足踝相关领域。毕业生通过不同的专业发展途径，可成为不同领域的专科医生。足病专科医生在澳大利亚、美国等发达国家需求量很大，供不应求，属于紧缺人才，就业前景光明，待遇优厚。具体而言，他们可以选择发展成为足踝外科医生、足病内科医生、运动医学医生、足踝放射诊断医生、足踝肿瘤医生、糖尿病足保肢及创面治疗医生、足踝法医等。

三、国外糖尿病足专科护理岗位设置

（一）糖尿病足专科护士

1. 定义

糖尿病足专科护士（diabetic foot specialist nurse）是为患者做基本的糖尿病专科护理之后再进行足病护理包括足部保健知识教育、糖尿病足高风险患者筛查以及处理糖尿病足的护士。

2. 国外糖尿病足专科护士的工作内容

在伊朗，糖尿病足专科护士通过健康教育干预、高危人群筛查以及提供卫生保健知识，能够有效预防糖尿病足溃疡和降低下肢截肢率。其工作内容主要分为以下三个方面：一是健康教育，包括血糖控制、周围动脉病变（PAD）辨识、患者行为以及局部伤口因素等。例如，可以鼓励患者执行简单的日常检查以防止足部溃疡或足溃疡复发，如在穿鞋之前检查鞋内有无异物，保持双脚清洁以及持续护理皮肤和指甲。二是专科护理，负责早期筛查以发现异常情况。早期筛查主要包括用单丝（尼龙丝）足部检查，伤口敷料检查以及鼓励患者及家属进行适当足部护理和接受定期随访。三是康复，即对于糖尿病足溃疡或截肢的患者，鼓励及指导患者使用辅助器具如手杖和轮椅等。糖尿病足专科护士在降低糖尿病足患者截肢率方面发挥着重要的作用，提高了患者的生存质量，也保持了患者生活的独立性。

3. 国外糖尿病足专科护士的重要作用

美国糖尿病学会（ADA）在2022版的糖尿病指南中指出，对于足溃疡以及高危足患者，尤其是曾患过足溃疡或进行过截肢手术的患者来说，推荐由多学科的糖尿病足管理团队来帮助患者，团队成员包括全科医生、护士、教育者、矫形医生、足病医生、咨询顾问、血管外科医生、感染疾病专家、皮肤科医生、内分泌科医生、营养师和整形外科医生，必要时可联系社区中心以及提供家庭护理服务。尽管团队的所有成员在糖尿病足溃疡的发生率和截肢率下降过程中发挥着各自的作用，但护士和足病医生的角色更为重要。伊朗德黑兰医科大学内分泌与代谢研究所的学者认识到护士在糖尿病足护理团队中的重要作用，专门为护士建立了糖尿病足工作坊。糖尿病足工作坊能以国家标准为糖尿病足专科护士提供合理的培训，工作坊将理论与实践相结合，不仅增加了护士的知识，也提升了护士在糖尿病足处理方面的技能。糖尿病足工作坊认为最好由糖尿病足护士而不是普通的护士对糖尿病及糖尿病足患者进行教育，才能达到更佳的效果。

四、我国糖尿病足专科护理岗位设置

据文献报道，国内对糖尿病足专科护理的岗位设置的研究较少。我国大多数医院的糖尿病足患者的护理工作由伤口造口专科护士和糖尿病专科护士来承担，非糖尿病专科则由糖尿病联络护士来护理糖尿病足患者，只有少部分医院设置了糖尿病足护理师及其糖尿病足专科护士的岗位，并由其完成糖尿病足患者的护理干预工作。

（一）糖尿病足专科护士

1. 国内文献定义的糖尿病足专科护士的角色

经过糖尿病足专科护士课程班培养的专科护士，能对糖尿病患者进行病史及一般资料评估，并对患者足部进行全面检查，要求患者每半年检查一次，有糖尿病并发症时每季度检查一次。

2. 我国糖尿病足专科护士的工作内容

糖尿病足专科护士不仅要负责内分泌科的糖尿病足患者护理，而且还要参与非糖尿病专科的糖尿病足患者的会诊，经过全面系统的评估，加强糖尿病患者对糖尿病足的认识，以降低致残、致死率。由于国内对糖尿病足专科护士的文献报道较少，所以尚不能对其工作内容做较详细的总结。

（二）足病护理师

足病护理师是指正规学校毕业的护士，在糖尿病专科临床工作一段时间后经过全面系统的糖尿病足知识和技能培训，考核合格后专门从事糖尿病足护理的护士。华中科技大学同济医学院附属梨园医院率先在全国引进了足病护理师概念，并通过继续教育项目的形式成功举办糖尿病足师、糖尿病足医学护理师及慢性创面换药方法等培训班，培养了一批足病护理师。但是对足病护理师的行业标准并没有明确的说明，且学员学历要求低，理论课培训时间太短，培训质量也没有数据支撑。足病护理师的职能是在科主任、护士长领导下，执行管床医师的医嘱，严格按照卫生消毒的原则和要求，独立实施对糖尿病足的护理操作,能够识别基本的病理改变和病症在足部的反应,能够遵照医嘱进行医疗性、康复性的足部治疗和护理。这对于广大的糖尿病足患者来说，足病护理师的职能基本就可满足其诊疗和护理的需求。但是由于足病护理师人数少，在目前护理人力资源紧缺的情况下，足病护理师还要承担普通护士的工作，工作繁重，其对患者的照护能力可能不佳。

（三）糖尿病专科护士

相较于普通护士，糖尿病专科护士对糖尿病足的认识比较全面，国内有医院对糖尿病足患者开展护理会诊，其中负责会诊的就是经验丰富的糖尿病专科护士。除此之外，糖尿病专科护士还可开设门诊，对糖尿病患者进行个体化的足部危险因素筛查及有针对性的足部护理教育，制订切实有效的教育计划并付诸实践，督促患者逐步改变不良行为，提高患者自我管理意识，可前瞻性地指导患者预防糖尿病足溃疡的发生。

（四）糖尿病联络护士

糖尿病联络护士是在非糖尿病专科病房为糖尿病患者提供糖尿病专业信息沟通渠道的护理人员。暨南大学附属第一医院成立的以糖尿病专科护士为核心的糖尿病联络护士工作小组承担了一定的糖尿病足护理工作，其工作模式是：联络护士发现患者有糖尿病足，评估患者初步情况后，请资深的糖尿病专科护士护理会诊，帮助联络护士教育患者，使患者都掌握了糖尿病足护理知识。这样就解决了非糖尿病专科的糖尿病足患者也能接受专业服务的问题，但是联络护士是以兼职的形式来工作的，其糖尿病足理论知识不够丰富，在应急处理急症时可能会遇到问题，建议要增加糖尿病联络护士的培训，让其了解以及掌握糖尿病足诊疗与护理方面的新进展。

（五）伤口造口专科护士

据文献报道,伤口造口专科护士是专门负责各种慢性伤口、糖尿病足、瘘管、肠造口、大小便失禁问题的护理以及预防和治疗相关并发症，并为此类患者和家属提供心理、康复护理等服务的专业护理人员。伤口造口专科护士也负责护

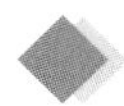

理会诊工作，提供健康咨询。笔者的理解是，当糖尿病足患者发生足溃疡时，就会请伤口造口专科护士来会诊。但在所有糖尿病慢性并发症中，糖尿病足是相对容易识别、预防比较有效的并发症。所谓“三分治，七分养”，我们不能等患者发生足溃疡才去处理。建议伤口造口门诊应该注重糖尿病足患者的预防，可以利用宣传单，或者联合内分泌科护士在门诊定时开设一些关于糖尿病足的课程，以提高糖尿病患者对糖尿病足知识的知晓率，降低足溃疡发生率。

总之，足病医学在我国发展迅速，其原动力是社会生产力的进步和人民卫生需求的提高，要做到又好又快的发展，唯有重视和加强对足病医学教育问题的探索和研究。我们应立足于我国医疗卫生事业当前的具体现状，借鉴发达国家的成熟经验，加深交流，努力实践，为广大糖尿病足患者的足踝健康作出贡献。

（黄洁微　马芳婷　刘　艳　陈晓宇　刘雪彦）

参考文献

[1] 林健，伍凯，黄建华，等．发达国家足病医学专业教育简介与思考 [J]. 医学教育研究与实践，2016, 24(6): 941-943.

[2] 张建中．放飞中国足踝外科之梦 [J]. 足踝外科电子杂志，2014, 24(1): 3-4.

[3] 姜保国．中国足踝外科现状与展望 [J]. 中国骨与关节外科，2015, 8 (4) : 289-290.

[4] Levy LA.The role of podiatric medicine in the health-care team.A paradigm shift[J]. J Am Podiatr Med. Assoc, 2015, 105 (2) : 198-199.

[5] Levrio J.Podiatric medicine: a current assessment[J].J Am Podiatr Med Assoc, 2009, 99(1): 65-72.

[6] Hussein F.Podiatric Medicine in the United Kingdom[J].Saudi Med J, 1999, 20(12): 920-922.

[7] Shofler D, Chuang T, Argade N.The residency training experience in podiatric medicine and surgery[J]. J Foot Ankle Surg, 2015, 54 (4) : 607-614.

[8] Shofler D.Selecting residents in podiatric medicine and surgery[J]. J Foot Ankle Surg, 2015, 54 (4) : 565-576.

[9] Smith KM, Geletta S, Juels C.The students' perspective in examining the use of high-fidelity simulators in a podiatric medical curriculum[J]. J Am Podiatr Med Assoc, 2015, 105 (4) : 338-343.

[10] Creech CL, Pettineo SJ, Meyr AJ.Podiatric resident performance on a basic competency examination in musculoskeletal medicine[J]. J Foot Ankle Surg, 2016, 55 (1) : 45-48.

[11] Psoter W, Glotzer DL, Baek LS, et al. Podiatric medicine and disaster response: a survey of the professional leadership[J]. J Am Podiatr Med Assoc, 2013, 103(103): 87-93.

[12] 李炳辉，涌泉，鹏华 . 糖尿病足及下肢慢性创面修复 [M]. 北京：人民军医出版社，2011: 116-117.

[13] 吴妙琼，谭晓军，陈月柳，等 . 糖尿病足诊疗工作室的临床实施 [J]. 中国医药指南，2011, 9(30): 210-211.

[14] Huang M, Zhao R, Li S, et al.Self-management behavior in patients with type 2 diabetes: A cross-sectional survey in western Urban China[J].PLoS One, 2014, 9(4): 138-144.

[15] 李建军，郑洁，方建文，等 . 实施足病护理师介入糖尿病足治疗室创面处理模式的体会 [J]. 中华损伤与修复杂志：电子版，2013, 8(5): 529-531.

第五章
糖尿病足智能化管理平台的应用

随着计算机技术、移动互联网的快速发展以及智能手机的普及，糖尿病管理逐渐过渡到借助互联网技术进行管理。国内外的研究者不断通过多种形式帮助糖尿病足患者提高其自我管理水平，如建立智能分级管理平台、开发智能可穿戴设备和糖尿病足智能测量APP等，通过使用这些方法也取得了相应的应用效果。

本章节将对智能信息化在糖尿病足管理的研究进展和应用效果进行阐述，其中主要内容包括糖尿病足智能平台的使用、智能可穿戴设备的应用以及糖尿病足智能化管理的优势和局限性。

第一节　糖尿病足智能管理平台概述

一、糖尿病信息化管理现状

糖尿病教育在国外开展得已非常成熟，最初的糖尿病教育一般通过固定的实物，如图片、食物模型、多媒体等开展小组教育、个体管理、集体宣教等，这种线下教育主要为说教形式，患者很难记住，同时针对出院的患者，医护人员难以对患者的居家血糖进行监控与管理。从 19 世纪到 21 世纪初，随着信息化技术日益发展，电话、电脑等逐渐成为交流工具，血糖仪数据与手机、计算机的对接传输为糖尿病远程管理提供了基础。国外不断有研究者采取互联网技术对糖尿病患者进行血糖监控，从最初的计算机生成技术逐渐发展到使用互联网建立血糖监测系统（IBGMS），后来随着智能手机的发展，糖尿病管理与移动设备应用程序（APP）随之结合起来。使用互联网技术可以帮助患者更好地控制血糖，有案例报道，通过移动应用设备，患者糖化血红蛋白下降了 2.7%，而且患者的依从性会得到更好的提高。现在，国外的医院已有专业的糖尿病足健康护理人员对糖尿病患者进行健康教育和卫生保健工作，并且还结合互联网 + 建立了比较先进的糖尿病足患者评估体系和科学的防治程序，使糖尿病足患者的截肢率大大下降。这些可穿戴设备和数字健康技术的广泛采用为患者提供了一种监测手段，可以及时监测与糖尿病足部溃疡相关的主要风险因素，增强患者的自我护理能力，有效地提供高危人群所需的远程监测和多学科预防，并能解决生活在偏远地区的人们获得医疗保健的需要。在未来，我们将会看到数字健康、智能可穿戴设备、远程医疗技术和“医院到家”的护理模式领域的新一轮创新浪潮，随着这些技术被大规模采用，将会使糖尿病足溃疡的远程管理得到改善。

国内对于糖尿病患者的管理起步较晚，刚开始主要是采取不同的护理干预措施，如建立糖尿病教育中心开展个体或集体教育、播放录像、运用食物模型等进行糖尿病线下宣教，而后又不断地开展相关的跟踪随访活动，如结构化电话支持、家庭访视、门诊临床干预等，以便了解糖尿病患者出院后的情况，但这些方式仍存在一定的局限性。近几年，随着互联网技术的发展，我国基于互联网技术的糖尿病管理也随之而来。林子滋等研究者的研究表明，基于移动医疗平台的延续护理不仅能改善患者的空腹血糖、餐后 2 小时血糖、BMI 和自我管理行为，还可以提高 2 型糖尿病患者的生存质量。目前，我国糖尿病移动设备应用程序（APP）有糖尿病大夫、糖尿病护士、微糖、糖尿

病助手、控糖卫士、糖大大、掌控糖尿病等血糖管理软件等，采取远程管理模式后发现通过远程医疗在促进监测和管理的同时，还可以促进患者对糖尿病知识的了解和提高自我保健意识，使糖尿病管理变成一种低成本的自动化途径，使患者能真正主动地参与到疾病的管理中来。因此，这种远程管理模式也非常值得在糖尿病足中采用，但我国糖尿病患者足部护理行为并未得到明显改善，主要原因是以上移动应用程序集中在整体的血糖监测、运动、饮食、药物等管理，缺乏针对性的对患者足部护理过程和预防溃疡的相关管理。另外，我国目前缺乏糖尿病足治疗师，糖尿病患者的教育主要由糖尿病专科护士、糖尿病教育护士落实，她们对糖尿病患者进行健康教育的内容主要集中在饮食、运动、血糖监测和药物指导上，而对于足部指导，往往是在当患者已经出现了足溃疡、截肢等情况时才进行教育，这与我国护士工作时间、人员缺乏及患者接受程度等有关。因此，专门的糖尿病足智能化管理的作用就不言而喻了。糖尿病是一种综合性疾病，除了应关注患者的血糖、血压、血脂等相关指标以外，还需要关注患者的足部病变。

二、糖尿病足患者智能化管理研究现状

糖尿病足是导致糖尿病患者致残、致死的严重慢性并发症之一。根据《中国糖尿病足防治指南（2019 版）》显示，我国 50 岁以上的糖尿病患者糖尿病足的发病率高达 8.1%。另外，糖尿病足人群死亡风险比其他糖尿病患者高 2.5 倍，糖尿病足溃疡患者年死亡率高达 11%，而截肢患者死亡率更高达 22%，这无疑会给家庭和社会造成沉重的负担和极大的影响。糖尿病足的防治强调预防为主，专业化诊治和多学科合作的综合治疗，才能够显著降低糖尿病足的高截肢率。而我国 2 型糖尿病患者大部分时间在家进行自我管理，但是自我管理水平和重视程度比较低，表现的结果为足部反复溃疡或感染而导致的再次入院或截肢。《“健康中国 2030”规划纲要》指出，我国需要推动健康科技创新，将科技和医学相结合从而提高成果的转化率。人工智能逐渐开始广泛应用于我国

医疗卫生的各个领域，成为新一轮产业变革的核心推动力，也被越来越多地应用在 2 型糖尿病患者的自我管理方面，尤其是糖尿病足的智能化管理。

国内外的研究者正在不断通过多种形式帮助糖尿病足患者提高其自我管理水平，如建立智能分级管理平台、开发智能可穿戴设备和糖尿病足智能测量 APP 等。

首先，在患者健康管理方面，糖尿病足智能化管理可运用已收集的糖尿病足患者的大样本数据进行分析和深度学习，搭建健康医疗智慧系统和电子病历，以提高糖尿病足患者的自我效能感和自我管理能力。目前，大多数糖尿病足患者在住院期间均可获得专业化的管理，但因我国糖尿病患者基数大、流动性强、人员设备不足、缺乏智能化院外干预系统等原因，院外患者管理的连续性严重不足、监管缺失、质量下降，导致长期控制效果不佳。有研究表明，借助足部高危因素智能分级管理平台对存在高危足的糖尿病患者进行管理后，可以明显提高患者的足部护理知识，改善足部日常自我护理行为，因此智能化的管理平台是医护人员及时、准确获得患者信息的重要手段。

其次，在诊疗决策方面，其可辅助社区或医生远程监测血糖情况或进行糖尿病足的智能分级，提供及时有效的知识宣教和足部护理指导。韩爱福等提出了一种基于深度学习的实时糖尿病足 Wagner 等级自动筛查和检测方法，可以对糖尿病足患者拍摄的图片实现自动化的筛查和检测。有一款名为“FootSnap”的手机应用程序，在不同场景中对比测试其可靠性，以标准化糖尿病足图像为基准，用 Jaccard 相似系数测定足部图像。糖尿病足的 Jaccard 相似系数为 0.89 ～ 0.91，对照足为 0.93 ～ 0.94，表明“FootSnap”适用于患者对糖尿病足的自我筛查。智能 APP 可以为糖尿病足患者提供的支持有很多，能够帮助患者记录和上传血糖情况及时反馈给医务人员，获取有针对性的健康宣教知识等。但目前发现用户参与度、软件功能、易用性和用户数据管理是影响糖尿病足患者对智能 APP 使用的主要因素，且大多数智能 APP 为国外研究者开发，国内还缺乏一款适合我国糖尿病患者使用的益智类 APP 以增加用户的使用依从性。

最后，在日常生活管理方面，可穿戴设备的发明能够实现远程监控足部

情况和智能反馈，有利于患者在院外和家庭环境中进行自主健康管理和有效地规范日常生活行为。近几年来，可穿戴设备收集人们的生物特征信息的可用性及其在日常生活中的应用也不断在增加，比如运动手环、微型可穿戴的血糖监测仪等，针对糖尿病足患者的可穿戴设备也逐渐增多，包括可穿戴智能袜和智能鞋的应用。通过这些可穿戴设备可清楚地了解患者足部的温度、湿度、足部各部分的受力情况等，但目前这种设备的外观和使用主要偏向年轻化，不适合老年人的使用习惯和体力活动需要，未来的研究可针对老年人的使用习惯以提高可穿戴设备的实用性。

三、糖尿病足危险因素智能分级管理平台的设计理念

糖尿病足高危因素智能管理平台是依据美国 ADA 足部管理专案小组推荐的糖尿病足高危分级法进行分级（表 5-1-1），通过借助当前的互联网技术将文本语言转化为计算机语言，形成糖尿病智能分级系统。该系统会将患者病例数据与医院信息管理（HIS）系统数据对接，管理者将患者的资料以电子信息化的形式录入平台数据库，根据筛查结果信息平台自动提醒不同级别的随访次数和教育次数。

表 5-1-1　美国 ADA 糖尿病足危险分级系统及处理和随访建议

风险级别	定义	处理建议	随访建议
0	无保护性感觉缺失、无周围动脉病变（PAD）、无畸形	健康教育，合适的鞋袜	每年（由专业人士和专家）
1	保护性感觉缺失 ± 畸形	合适宽松的鞋袜，特制的鞋子或考虑预防性手术，继续健康教育	每 3 ～ 6 个月（由专业人士或专家）
2	保护性感觉缺失 ± 周围动脉病变（PAD）	合适宽松的鞋袜，咨询血管病专家并结合随访	每 2 ～ 3 个月（由专家）
3	有足溃疡史或截肢史	健康教育，合适的鞋袜，如果目前有周围动脉病变（PAD）考虑咨询血管病专家并联合随访	每 1 ～ 2 个月（由专家）

1. 平台结构

平台包括 4 层结构：第 1 层是表现层，主要包括患者手机端口、Web、移动应用程序；第 2 层为构架层，主要包括界面布局、用户体验和功能流程；第 3 层由应用逻辑组成，即业务逻辑层；第 4 层包含应用所需的数据，即数据组件层（图 5-1-1）。

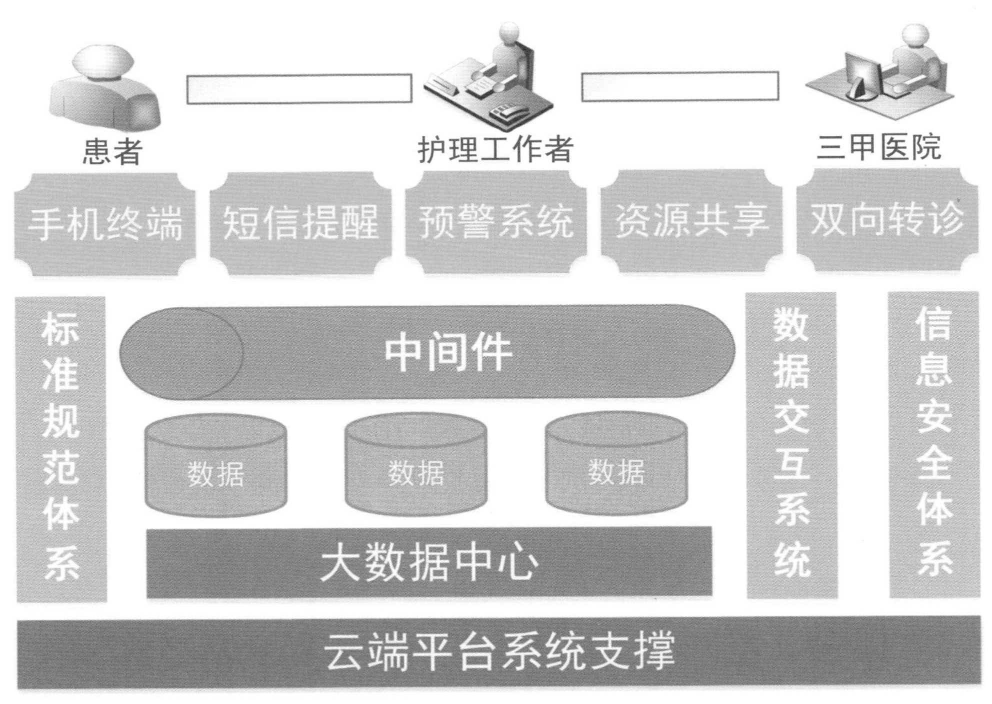

图 5-1-1　糖尿病足高危因素筛查与分级管理路径

2. 平台主要内容

平台主要内容包括患者基本健康档案、疾病相关资料、患者居家血糖监测情况、患者足部分级及护理措施建议等。平台管理者将患者基本资料、实验室检查结果、足部筛查结果等录入平台；患者可以在家将居家监测的血糖上传到平台。平台管理者可以在手机客户端查阅患者血糖情况，同时在平台上与患者

互动，回答患者的问题；患者也可以在平台上查阅自己的血糖情况、足部分级情况、足部护理指导意见等。

3. 管理平台的功能

（1）患者健康档案电子化保存。

（2）糖尿病足高危因素智能分级和足部护理指导。

（3）患者血糖数据自动上传和永久保存。

（4）提示功能：当患者血糖异常时，平台会以不同颜色标记提醒患者。

（5）健康宣教功能：患者通过在手机 APP 患者端可以查阅到糖尿病相关知识，如饮食指导、药物知识、血糖监测、日常足部自我护理等。

（6）健康咨询功能：患者可以在平台上根据需要跟医护人员进行交流。

图 5-1-2 至图 5-1-6 为平台管理的界面。

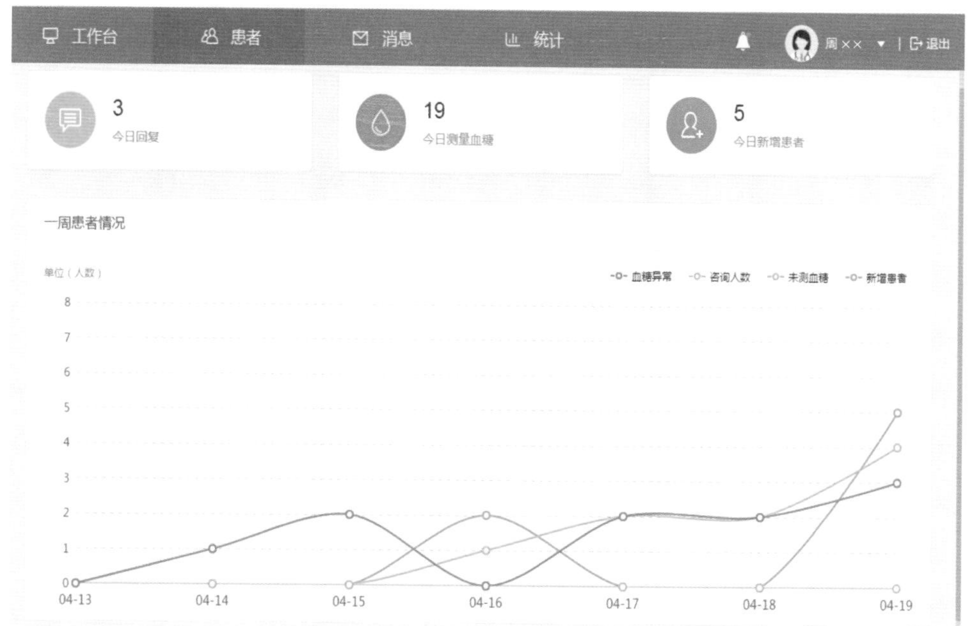

图 5-1-2　平台的主界面

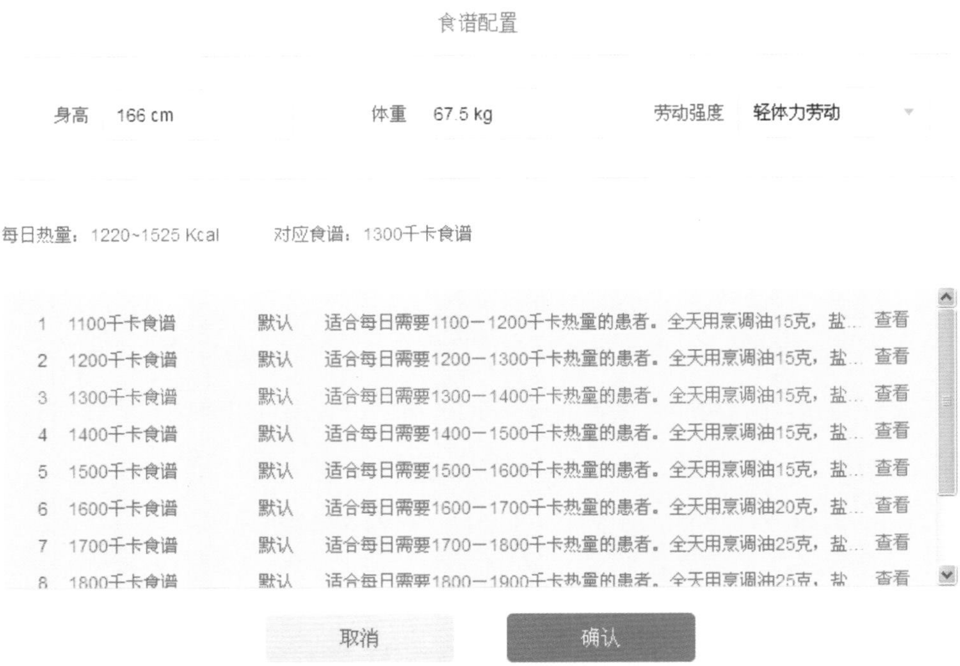

食谱配置

身高 166 cm　　体重 67.5 kg　　劳动强度 轻体力劳动

每日热量：1220~1525 Kcal　　对应食谱：1300千卡食谱

1	1100千卡食谱	默认	适合每日需要1100—1200千卡热量的患者。全天用烹调油15克，盐…	查看
2	1200千卡食谱	默认	适合每日需要1200—1300千卡热量的患者。全天用烹调油15克，盐…	查看
3	1300千卡食谱	默认	适合每日需要1300—1400千卡热量的患者。全天用烹调油15克，盐…	查看
4	1400千卡食谱	默认	适合每日需要1400—1500千卡热量的患者。全天用烹调油15克，盐…	查看
5	1500千卡食谱	默认	适合每日需要1500—1600千卡热量的患者。全天用烹调油15克，盐…	查看
6	1600千卡食谱	默认	适合每日需要1600—1700千卡热量的患者。全天用烹调油20克，盐…	查看
7	1700千卡食谱	默认	适合每日需要1700—1800千卡热量的患者。全天用烹调油25克，盐…	查看
8	1800千卡食谱	默认	适合每日需要1800—1900千卡热量的患者。全天用烹调油25克，盐	查看

取消　　确认

图 5-1-3　饮食护理

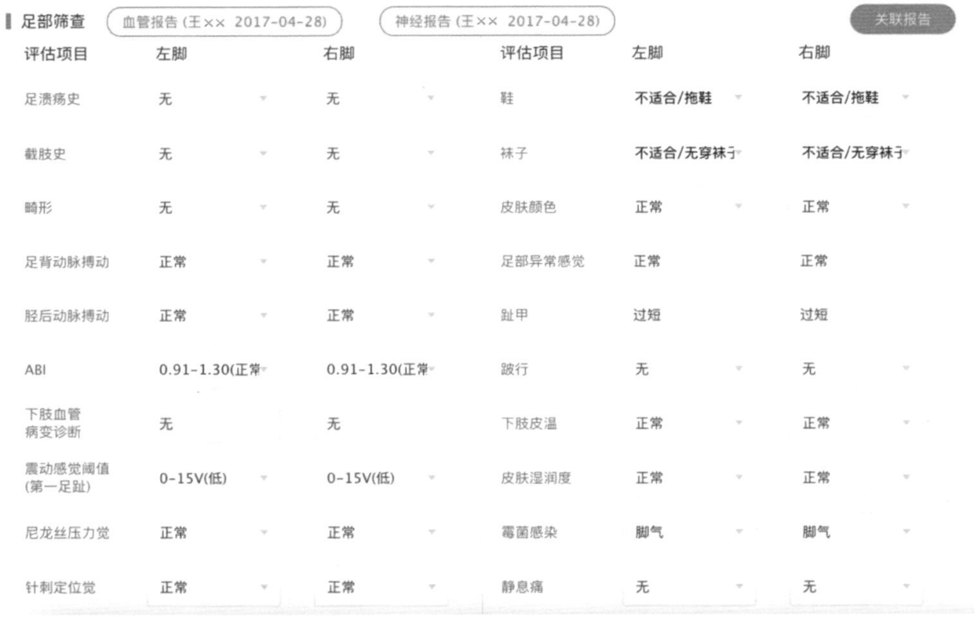

足部筛查　　血管报告（王×× 2017-04-28）　　神经报告（王×× 2017-04-28）　　关联报告

评估项目	左脚	右脚	评估项目	左脚	右脚
足溃疡史	无	无	鞋	不适合/拖鞋	不适合/拖鞋
截肢史	无	无	袜子	不适合/无穿袜子	不适合/无穿袜子
畸形	无	无	皮肤颜色	正常	正常
足背动脉搏动	正常	正常	足部异常感觉	正常	正常
胫后动脉搏动	正常	正常	趾甲	过短	过短
ABI	0.91-1.30(正常	0.91-1.30(正常	跛行	无	无
下肢血管病变诊断	无	无	下肢皮温	正常	正常
震动感觉阈值(第一足趾)	0-15V(低)	0-15V(低)	皮肤湿润度	正常	正常
尼龙丝压力觉	正常	正常	霉菌感染	脚气	脚气
针刺定位觉	正常	正常	静息痛	无	无

图 5-1-4　糖尿病足高危因素评估项目

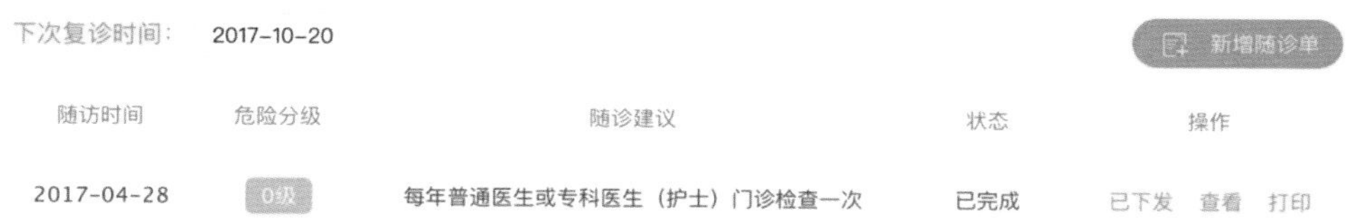

图 5-1-5　糖尿病足高危因素智能分级结果及下次随访的时间

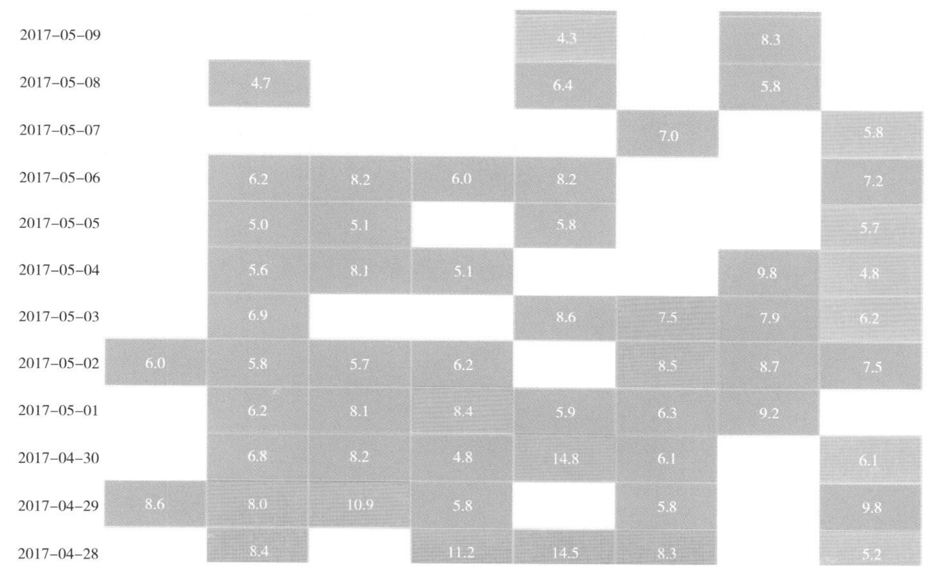

图 5-1-6　患者居家血糖监测情况

四、智能可穿戴设备在糖尿病足管理中的研究与应用

糖尿病患者足底压力大小和分布特征异常是足溃疡形成的重要影响因素，其可以早期预测患者足溃疡的发生。智能鞋测试系统弥补了测力平板和测力台的不足，可连续动态地长期监测患者足底压力参数。国际上有较多的足底压力测量工具，国内足底压力测量工具的发展相对滞后，市面上大部分测量工具是代理国外的产品，目前足底压力测量工具仍处于研发阶段。国内对足底压力分析的研究起步晚于国外，近年来有关糖尿病患者足底压力的研究逐渐增多，但

大多数研究是使用比利时 RSscan 的 Footscan 压力平板进行患者静态足底压力的测量。其原理是当糖尿病患者的足部存在疾病状况时，足部功能出现异常，引起足底压力发生异常变化。

（一）糖尿病足底压力研究现状

1. 糖尿病患者足溃疡与足底压力的关系

影响糖尿病患者足溃疡发生的因素有多种，包括周围神经病变、下肢血管病变、足底压力的异常等。有研究报道，糖尿病患者 50% ～ 75% 的非创伤性截肢和周围神经病变的存在有一定的关系。与正常人相比，糖尿病患者更易发生下肢血管病变，当糖尿病患者并发下肢血管病变时也更易形成足溃疡。此外，糖尿病患者发生足溃疡的另一个重要影响因素是足底压力，主要是足底压力大小和分布特征异常，有研究指出足底压力异常升高是糖尿病患者足溃疡的独立危险因素，两者之间的相关性达 79% ～ 90%。研究表明，通过对比糖尿病患者与正常人足底各区域压力和足部组织结构图像的区别，可早期预测糖尿病患者足溃疡的范围，这种方法的信度、效度较高，为糖尿病足的预防提供了更多的可能性。在荷兰，赤足足底压力检测是糖尿病并发周围神经病变患者足溃疡高危风险因素筛查的常规项目之一；埃及也将足底压力检测纳入糖尿病患者足溃疡的风险评估项目。足部如果长期受到较大的压力，将会引起足部组织结构破坏，组织逐渐缺血及分解，发生一系列的炎症反应，最后导致足溃疡，监测患者足底压力能够早期识别糖尿病患者异常的压力，减少足溃疡的形成；维持足部及趾缝洁净，穿戴合适的鞋袜、鞋垫等也可以预防足溃疡的发生。李亚洁等测试了 357 例糖尿病患者的赤足足底压力，研究发现，通过定期检测患者的足底压力，可早期识别出高危足患者。严励等研究了正常人的足底压力，发现对于全足区域压强明显增大的受试者来说，建议使用减压鞋或减压鞋垫，且无论是否存在足溃疡或畸形都需要及时随访。David 等采用受试者工作特征曲线分析，根据敏感性和特异性确定糖尿病患者足溃疡的最佳压力切点，结果表明，当敏感性为 70.0%、特异性为 65.1% 时，最佳压力切点为 70 N/cm^2。Lavery 等研究提示，

神经性足溃疡患者足底峰值压力的最佳切割点为 87.5 N/cm^2，高足底压力患者与低足底压力患者相比，足溃疡发生的风险增加了 2 倍，足底压力升高是足部并发症的重要危险因素。Fawzy 等建议前足峰值压力的临界点为 355 kPa，以表示发生足溃疡的高风险。Owing 等通过测量糖尿病并发周围神经病变患者的鞋内足底压力发现，平均鞋内足底峰值压力阈值采用 200 kPa 时，可作为防止再次发生足溃疡的参考值。到目前为止，糖尿病患者形成足溃疡的足底压力临界值还未规范统一。虽没有最佳的临界值来明确糖尿病患者的足溃疡风险，但峰值压力越高，糖尿病患者发生足溃疡的风险也会越大。

2. 足底压力的定义

人体步行是一个重复发生的过程，是一种周期性的运动。当身体向前移动时，一侧肢体作为支撑，另一侧肢体向前移动到一个新的支撑位置，双侧肢体轮换作用，这一系列的事件在每一侧肢体中重复发生，直到人到达目的地。步态也是一个重复的过程，是人体步行时的足部姿势。从一侧足跟落地至同侧足跟再次落地这一过程被称为步态循环，其时间间隔即为人体行走过程中的一个步态周期。每个步态周期分为两个时段，包括支撑期和摆动期，支撑期是足与地面接触的整个时段，摆动期是足离开地面在空中的时段。支撑期约为整个步态周期的 60%，摆动期一般占 40% 左右。当左足还在地面上时，右足开始接触地面，在右足开始接触地面和左足离开地面之间有一段时间，称为双足支撑，每个步态周期均有两次单足支撑和两次双足支撑。每个步态周期中双足支撑期约占 10%，但这是随步行速度而变化的，随着速度的增加，摆动期会成比例地变长，支撑期和双足支撑期会变短，双足支撑期的消失标志着从走路到跑步的转变。

当一个人负重时，体重指数、穿鞋种类及走路速度会影响人体的足底压力。地面反作用力为步态中足前进的合力。这些分布在足底表面上的力即为压力，定义为力除以足的接触面积。足底压力是足底与地面等支撑面两者之间互相作用时产生的垂直方向上的压力，通常用足底峰值压力进行描述。峰值压力是足部在特定区域的最大压力。最大峰值压力是一个区域内任何传感器中测得的最高压力。

3. 足底压力的测量方法

足底压力测试是指使用压力检测设备测量受试者足底各个区域的足底压力，采集受试者不同运动状态下的足底压力数据，分析不同受试者足底压力的大小和分布特点。

随着智能化产品的进步，足底压力的测量方法也逐步得到了发展，从最早的足印法，到压力扫描器，再到目前的测压力板、测压力台、智能鞋及鞋垫。足印法是受试者在具有变形特性的物体上静止站立或行走，获取足底在地面上留下的足印形状和痕迹深浅，对足底压力的大小做一个粗略的估计。足底压力扫描法是受试者在两端放置有光源的玻璃片、中间铺上橡胶跑道的地面上静止站立或行走，光在玻璃片内反射，受到压力的橡胶跑道在玻璃下形成清晰的足部痕迹，足底压力的大小与光源强度呈正相关。随着传感器的产生，测压力板、测压力台、智能鞋及鞋垫也逐渐出现，这些设备直接将测量足底压力的传感器嵌入其中。

4. 足底压力测量工具的研究进展

近年来，国外研究较多的足底压力测量工具主要是比利时 RSscan 公司的 Footscan 压力平板及鞋垫系统、德国 Novel 公司的 Emed 测力板及 Pedar 鞋垫系统、美国 Tekscan 公司的 F-Scan 测力鞋垫系统、瑞士 Kistler 公司的测力板系统。

比利时 RSscan 公司的平板系统测试患者赤足或鞋内的足底压力，并有配套的软件，满足了在医疗领域及研究分析上的需求；鞋垫式系统能够在静止或行走等各种状态下测量足底压力。平板大小长 2096 mm、宽 472 mm、高 18 mm，共有 16 384 个电阻传感器，分布为 2.7 个 /cm^2，采样频率 125 Hz，压力范围 0 ～ 200 N/cm^2。RSscan 公司的鞋垫最大采样频率为 500 Hz，传感器分布 4 个 /cm^2，压力范围 1 ～ 60 N/cm^2，数据采集时间为 8 秒。德国 Novel 公司的测力系统可以测量人体静态和动态足底压力，也有配套的软件能够对压力数据进行研究分析。Emed 测力板大小长 0.7 m、宽 0.4 m，有 2736 个传感器，分布为 4 个 /cm^2，

采样频率 100 Hz，可测量足底各区域的压力、接触面积等参数。Novel 公司的 Pedar 测力鞋垫有 99 个传感器，最大采样频率 100 Hz，传感器密度高，数据采集时间没有限制。美国 Tekscan 公司的 F-Scan 测力鞋垫系统也可测量静态和动态的足底压力，实时监测足底压力的大小并存储数据，最大采样频率为 165 Hz，传感器密度低，数据采集时间没有限制。

国内足底压力测量工具的发展比国外延迟，20 世纪 80 年代开始，学者们对步态特征的关注日益增加，我国足底压力测量工具的研究逐步得到进展。1978 年，中国人民解放军长春 208 医院矫形中心生物力学实验室研制出靴式步态分析系统。2000 年，中国科技大学韦启航等设计的足底压力测试系统可以测试多路足底压力参数，但收集数据的准确性不高。此足底压力测量系统采用压阻材料，并用惠斯登电桥采集电压信息，但存在设计比较复杂且成本较高的问题。2002 年，袁刚等研制出一套测试足底压力的系统，主要包括硬件和软件两部分，由 200 个国产微型压力传感器构成，与以前的设备相比，准确性更高。2006 年，邓晓楠等设计出可以测试静态和动态足底压力的设备，在三维测力台上行走时能够测量三个不同方向的地面反作用力。张光等开发了一款足底压力测试装置，使用压阻薄膜进行设计，压力板上共有 2048 个传感器，传感器密度为 4 个 /cm^2，具有采集压力、存储数据及绘画压力分布图像的功能。2010 年，杨庆等使用压力传感器芯体为载体，制成鞋垫系统，完成人体的足底压力数据采集。到目前为止，国内的足底压力测量工具仍处于研制当中，有十分广阔的前景。国内大部分测量工具是代理国外的产品，如北京的奥泰格公司代理美国 Tekscan 公司的测力系统，北京的三捷经贸公司代理德国 Novel 公司的系统。

5. 糖尿病患者足底压力分析的研究进展

足底压力分析逐渐受到临床医学、生物医学、康复评估、鞋或假肢的工业生产、体育训练等研究领域人员的关注。在临床医学领域，其主要运用在糖尿病患者、扁平足患者、下肢及足部疾病患者、肥胖人群等。

国外对糖尿病患者足底压力分析的研究起步较早，积累了大量的足底压力数据资料。从 20 世纪 80 年代起，就有学者根据糖尿病患者足底压力特征制作出个性化的减压鞋及鞋垫。Perry 等发现糖尿病患者左右足各区域的最大峰值压力在足底相同区域出现，但峰值压力出现的时间却不是一致的。Caselli 等发现，糖尿病并发周围神经病变患者与无周围神经病变的患者相比，足底压力更高，且随着神经病变严重程度的加深，患者前足与后足压力的比值逐渐增大。Tong 等认为，在糖尿病患者出现周围神经病变的临床症状前，足底压力 - 时间积分参数就已经存在异常。Guldemond 等研究表明，糖尿病患者平地行走与上下楼梯、爬斜坡时相比步态更稳，但前足区域的足底压力却是最高的。

国内对糖尿病患者的足底压力分析起步晚于国外，直到 20 世纪 80 年代才开始受到学者们的关注。到 21 世纪初，学者们也只是对糖尿病患者足底压力进行了初步的研究。2002 年，袁刚等应用自行设计的设备收集糖尿病患者足底压力数据。王坤等应用 Footscan 平板系统测量糖尿病患者的足底压力，分析结果表明，足底压力异常是影响患者发生糖尿病足的主要因素。李世光等收集了 46 例 2 型糖尿病并发周围神经病变患者和 50 例正常人的足底压力，研究显示，两组间的峰值压力存在差别。近年来国内关于糖尿病患者足底压力的研究逐渐增多。很多研究机构逐渐引入国外的设备，大多数都是使用比利时 RSscan 公司的 Footscan 平板测力系统进行糖尿病患者静态足底压力的测量。目前即使有少数研究使用智能鞋或智能鞋垫测量动态足底压力，但也很少运用在糖尿病患者的相关课题上，因此，针对糖尿病患者动态足底压力的研究还不多，有待进一步探究。

6. 糖尿病患者足底压力影响因素的研究进展

正常人足底各区域的压力分布表现出相似的特征，但当足部存在疾病状况时，足底压力会出现异常的变化。影响糖尿病患者足底压力的因素有很多，主要包括周围神经病变、体重指数、胼胝、畸形、平时的穿鞋习惯、足部自护行为等。

糖尿病周围神经病变引起的足底压力升高是足溃疡发生的重要影响因素。周围神经病变分为感觉神经病变、运动神经病变和自主神经病变三种类型。当

感觉神经发生病变时，患者对压力、痛觉、触觉等感觉的灵敏性降低，足部受伤的风险增大，易发生足溃疡；当运动神经发生病变时，患者下肢肌肉群萎缩及反射活动减弱，易形成爪形趾、锤状趾等足趾畸形；如果存在感觉神经病变和运动神经病变，足部会出现异常步态和不均衡负重；当自主神经发生病变时，患者足部表现为皮肤无汗、干裂，足底压力增大。国外的一项研究表明，糖尿病并发神经病变组、糖尿病无神经病变组及健康对照组的前足内侧与外侧区域峰值压力和压力 - 时间积分存在明显差异。一项 Meta 分析表明，糖尿病性周围神经病变患者足底压力升高，且处于站立阶段的时间更长。Halawa 等研究发现，糖尿病并发神经病变患者与无神经病变患者相比，足底峰值压力更大。但也有研究显示，足底压力增大的类风湿关节炎患者极少发生足溃疡，说明单纯的足底压力升高而无周围神经病变可能不会引起足溃疡。

体重增大是影响足底压力的因素之一，正常体重指数组与超重组的最小足底压力位于足趾下，而肥胖组在足趾处的足底压力最大。Kelly Pirozzi 等研究发现，无论使用何种减压设备，随着受试者体重指数的增加，足底峰值压力都显著增加。一项使用 Pedar 鞋内系统测量 50 例糖尿病患者足底压力的研究证实，足后跟压力 - 时间积分变化的 10.3% 可由体重解释。Birtane 等发现，静止站立时足底压力和总接触面积与体重指数呈正相关，动态行走时中足峰值压力与体重指数呈正相关。杨青等调查分析显示，体重指数与足底压力呈正相关，体重指数在回归方程中是足底压力最重要的影响因素。但有学者得出不一致的结论，认为不同体重指数组的糖尿病患者足底最大峰值压力无明显差别，原因可能在于随着身高的增加，患者体重越大，足部与地面的接触面积也越大，且体重的增加可能引起足部组织结构改变。

足部皮肤长期摩擦，出现角化增生，足底皮肤增厚，胼胝逐渐形成，导致足底压力增加，这样又会导致胼胝的进一步形成，两者相互作用，最终引起足溃疡的发生。Pataky 等研究表明，有胼胝的糖尿病患者足底最大峰值压力和持续时间均显著增大，去除胼胝后，患者峰值压力降低 58%，峰值压力持续时间降低150毫秒。胼胝是影响足底压力的因素，足部有胼胝患者与无胼胝患者相比，足底压力异常的可能性增加8.889倍。糖尿病患者修剪胼胝后，全足的总压力、总冲量及足底各区域的压力、冲量分别减小13%、11%、18%和18%，证明合理修剪胼胝有利于防止足底压力的异常。

足部畸形主要包括䟴外翻、爪形趾、锤状趾、高弓足、扁平足等。当存在足部畸形时，足底组织结构及压力均会改变，足部的组织结构和功能与足底高压有关。糖尿病患者的足趾畸形使前足区域的压力异常升高，如果定期监测患者的足底压力，可以及早预防足溃疡的形成。有研究表明，高弓足患者前足和中足的足底压力增加，但后足区域的峰值压力下降。不同足型在前足外侧区域峰值压力存在显著差异。对于扁平足来说，峰值压力显著降低。在一项评估伴第五趾畸形的糖尿病患者足负荷特征研究中，6例有第五趾畸形的糖尿病并发周围神经病变者和6例无任何足畸形的糖尿病并发周围神经病变者参加了行走测试，发现有第五趾畸形的患者第一趾、前足及后足区域的峰值压力显著增大，第一趾的受力时间延长，表明第五趾畸形与潜在的足溃疡风险相关。刘新成等提出，糖尿病患者存在足趾畸形时，跖骨头的平均峰值压力显著增大，且足底压力越高，患者发生足溃疡的风险越大。

受试者赤足时，前足区域的足底压力最高。Queen等为了明确受试者穿训练鞋和平底鞋跑步时足底压力的差异，收集了34例受试者鞋内的足底压力数据，结果发现，选择不同的鞋子会影响跑步过程中的负荷模式。Hastings等研究了20例有前足溃疡史的糖尿病并发周围神经病变患者，表明跖骨头区的鞋垫厚度在6～11 mm时，跖骨头区域的足底峰值压力出现降低，当厚度超出这个范围时，足底压力相对会升高。王玉珍等认为，糖尿病患者穿布鞋与穿皮鞋相比，第三至第五跖骨头、足弓、足跟区域的足底压力增大，与穿治疗鞋相比，第三至第五跖骨头区域的足底压力更大；穿皮鞋与穿治疗鞋相比，第三至第五跖骨头、足跟区域的足底压力更大。有学者按照糖尿病患者的穿鞋习惯将其分为4组，测量足底压力参数的大小，结果显示，患者足底峰值压力从大到小的顺序为高

跟皮鞋组＞尖头皮鞋组＞布鞋组＞圆头皮鞋组。

糖尿病患者足部自护行为是指患者在疾病过程中为预防糖尿病足发生采取的一系列足部护理措施，如选择鞋袜、修剪趾甲、检查足部等，通常使用调查表或问卷来量化评价，如糖尿病患者足部自护行为调查表、糖尿病足部自护行为问卷等。蒋娅等分析糖尿病患者赤足行走时足底压力的影响因素，结果表明，鞋子选择越正确，患者的足底压力越低，穿鞋习惯是患者足部护理行为的直接体现；该研究同时也发现，80% 以上的患者没有良好的足部行为习惯，特别是在睡前检查足部情况及穿鞋前清除鞋内异物两个方面。有研究显示，影响糖尿病患者足底压力的重要因素包括足部保护知识储备、自我效能及自护行为，患者对足部知识掌握越多、平时的自护行为习惯越好，足底压力也会越小；如果糖尿病患者不了解预防糖尿病足的知识，平时鞋袜选择不正确、趾甲修剪方法错误、不注意足部检查及足部问题处理等，易导致足底压力的异常。

糖尿病患者足底压力的影响因素还包括年龄、吸烟、糖化血红蛋白、甘油三酯、下肢血管病变等。

7. 智能鞋系统的优势

足印法和足底压力扫描法只能定性测量足底压力，不能采集足底压力大小的具体值，测量准确度较低。测力平板和测力台设备上传感器排列密集，测试精度和频率较高，不过其价格昂贵、体积较大、携带出行不便，测试时需要受试者从平板上走过，仅采集受试者静止站立或行走经过平板时的静态足底压力及步态数据，对于反映受试者最自然步态下的动态足底压力仍有很大局限性，通常只能用在医院和实验室的赤足足底压力测试。目前国内大部分社区医院还没有配备测力平板和测力台。

智能鞋和鞋垫测试系统弥补了测力平板和测力台的不足，将传感器直接嵌入鞋子和鞋垫的相应位置区域，可采集鞋内的动态足底压力数据，连续动态地长期监测受试者的足底压力参数，实时反馈动态足底压力的异常情况，提供大量动态足底压力分析的研究数据；可根据受试者的足尺码大小调整鞋垫的大小；

可应用到不同的人群；可在人体不同运动状态下进行监测，如静止站立、自然行走、跑步、走楼梯、爬坡等；数据更贴近于受试者自然状态下的动态足底压力数据，受到测试地点、测试环境及运动范围的限制较少，轻巧便携、操作方便，可用在医院、社区、家庭日常生活中的动态足底压力测量，及时发现足底各区域的动态足底压力变化。自 21 世纪以来，智能鞋和鞋垫测试系统已引起越来越多研究人员的关注，是比较准确、比较先进的动态足底压力测量方法。长期持续监测及获取糖尿病患者的动态足底压力分布情况，能够早期识别动态足底压力的异常，减少足溃疡的发生，为构建糖尿病足预测模型建立基础。

（二）智能可穿戴设备在糖尿病足管理中的应用

智能鞋系统可实时监测糖尿病患者的动态足底压力，分析糖尿病患者自然行走时的动态足底压力分布特征，并探讨影响糖尿病患者的动态足底压力因素，早期发现易形成足溃疡的区域，筛查出高危足患者，预防糖尿病患者足溃疡的发生。

智能鞋系统主要是从柔性、低成本、可穿戴性等角度考虑而设计的一种传感器，该传感器的压力测量范围为 0 ～ 760 kPa，采样频率 20 Hz，频率特性在 0.5 ～ 2 Hz 内稳定，反应时间 90 毫秒，压力高度敏感范围为 0 ～ 40 N，灵敏度能够达到 0.0107 ～ 1 N^{-1}，可经受 100 万次左右踩踏，具备量程大、反应时间短、灵敏性强及耐磨性高等特征；根据压阻式压力传感器的特点，设计了具备数据采集、传输和分析性能的可穿戴式动态足底压力监测系统，能够在日常活动中长期地监测动态足底压力，给予实时的动态足底压力反馈。智能鞋系统的动态压力值是在实验环境下测试得出的，与真实应用环境有差别，因此设计了智能鞋系统与德国 Zebris 测量平板的足底压力对比实验，使用智能鞋和平板分别测量受试者足底各区域的峰值压力，对实验数据进行准确度分析，并根据实验结果调整智能鞋系统计算动态足底压力公式的参数，确保智能鞋系统的准确度。

欧阳济进行了糖尿病足分类模型的研究，结果表示，数据筛选后的动态足底压力值可以用来区分患者的不同步态特征，具备较高的准确度。在正常人、

糖尿病无神经病变患者和糖尿病并发神经病变患者分类判断的动态足底压力数据准确度实验中，五种不同分类方法的平均准确度达到了 85% 以上，其中随机森林分类方法的准确率最高，达到 94.7%，表明该智能鞋系统可用于糖尿病患者日常生活中的动态足底压力监测。检测报告结果表明，糖尿病智能鞋系统动态足底压力采集准确度≥ 95%（报告编号：BYT20Z0326407；压力采集准确率测试方法：分别用糖尿病智能鞋和 Zebris 压力分布测试平板采集 9 例正常成年人足底 16 个点的步行足底压力，平地上同一步态行走 100 步为一个采样周期，取这 100 步各压力点的峰值压力均值做对比）。智能鞋系统有关的发明专利申请：一种用于面参数探测的传感器装置 CN 108308779 A、用于糖尿病患者足底压力监测及减压的糖尿病鞋系统 CN 108308779 A、基于足底压力信息时空域特征的糖尿病足风险预警装置 CN 111329484 A、基于电阻抗成像技术的足底压力面参数测量系统及方法 CN 111938642 A。计算机软件著作权登记：监控预防糖尿病足综合征的智能鞋系统 2019SR0689977。

目前，制造商生产有 35 ～ 43 码的智能鞋。此智能鞋系统充电时间≤ 2 小时，工作时长可达 80 小时，能够 24 小时动态实时监测足底压力。同时，监测的时间点和各区域动态足底压力的数据保存在 Excel 文件中，正常工作采集的数据为每秒 20 个左右。智能鞋系统具体包括以下几个部分：①传感鞋垫：传感器探测动态足底压力信号，在 8 个主要受力点的鞋垫相应位置安放压力传感器，分别为第一趾（toe 1，T1）、第一跖骨头（metatarsal 1，M1）、第二跖骨头（metatarsal 2，M2）、第四至第五跖骨头（metatarsal 4-metatarsal 5，M4 ～ 5）、中足内侧（mid foot medial，MFM）、中足外侧（mid foot lateral，MFL）、足跟内侧（heel medial，HM）、足跟外侧（heel lateral，HL）。②数据采集单元：可穿戴式无线数据采集系统提供稳定、准确的动态足底压力信号，将采集的数据无线传输到蓝牙连接的手机上，进行实时的数据反馈。③智能终端：智能终端首先接收到数据采集单元蓝牙模块中上传的数据，手机 APP 根据动态压力分级设定不同的颜色，进行实时更新，表示动态足底压力分布的变化，针对采集的动态足底压力信号进行实时显示、存储和分析。通用流程如下：患者穿戴智能鞋，足底与传感鞋垫紧密贴合，步行时，传感鞋垫中的压力传感器采集动态足底压力信号，信号通过蓝牙模块传输到手机 APP 智能终端，随后信号经过预处理、动态足底压力 - 糖尿病二分类算法处理后将患者的实时动态足底压力数据在 APP 端显示。

结果显示，患者左足各区域动态峰值压力大小排序为第二跖骨头＞足跟内侧＞足跟外侧＞第一跖骨头＞第四至第五跖骨头＞中足外侧＞第一趾＞中足内侧，右足各区域动态峰值压力大小排序为第二跖骨头＞足跟内侧＞足跟外侧＞第一跖骨头＞第四至第五跖骨头＞第一趾＞中足外侧＞中足内侧。

（胡申玲　徐玲丽　刘宜菀　张敏娜　叶倩呈）

参考文献

[1] Schaper NC, van Netten JJ, Apelqvist J, et al. Practical Guidelines on the Prevention and Management of Diabetic Foot Disease (IWGDF 2019 update) [J]. Diabetes Metab Res Rev, 2020, 36(Suppl 1):e3266.

[2] Levetan CS, Dawn KR. Impact of computer-generated personalized goals on HbA1c[J].Diabetes Care, 2002,25(1):2-8.

[3] Kwon HS, Cho JH. Establishment of blood glucose monitoring system using the Internet[J]. Diabetes Care, 2004, 27(2):478-483.

[4] Jo IY, Yoo SH, Lee DY,et al. Diabetes management via a mobile application: a case report[J]. Clin Nutr Res,2017,6(1):61-67.

[5] Najafi B, Mishra R. Harnessing digital health technologies to remotely manage diabetic foot syndrome: a narrative review [J]. Medicina (Kaunas), 2021, 57(4):1-22.

[6] 林子滋 . 基于移动医疗平台的延续护理在 2 型糖尿病患者中的应用及效果评价 [D]. 延吉：延边大学 , 2018.

[7] 徐玲丽 . 远程管理模式对 2 型糖尿病患者代谢指标及自我管理能力影响的研究 [D]. 广州：暨南大学 ,2013.

[8] Breland JY, Yeh VM, Yu J.Adherence to evidence-based guidelines among diabetes self-

management apps[J].Transl Behav Med，2013，3(3): 277-286.

[9] 胡申玲，周佩如，黄洁微，等．糖尿病足高危因素智能分级与管理路径的构建及应用探讨 [J]. 护理研究，2017,31(10):1254-1256.

[10] 胡申玲．智能分级管理平台对糖尿病足部高危因素患者的自我管理能力效果研究 [D]. 广州：暨南大学，2018.

[11] 韩爱福．基于深度学习的实时糖尿病足 Wagner 等级自动筛查和检测 [D]. 太原：中北大学，2020.

[12] 程晓．基于足底压力的远程下肢康复训练系统研发 [D]. 苏州：苏州大学，2019.

[13] Commean PK, Mueller MJ, Smith KE, et al. Reliability and validity of combined imaging and pressures assessment methods for diabetic feet[J]. Arch Phys Med Rehab, 2002, 83(4): 497-505.

[14] Bennetts CJ, Owings TM, Erdemir A, et al. Clustering and classification of regional peak plantar pressures of diabetic feet[J]. J Biomech, 2013, 46(1): 19-25.

[15] Fawzy OA, Arafa AI, Wakeel MAE, et al. Plantar pressure as a risk assessment tool for diabetic foot ulceration in Egyptian patients with diabetes[J]. Clini Med Insights: Endocrinol Diab, 2014, 7(7): 31-39.

[16] 李亚洁，蒋娅，薛耀明，等．2 型糖尿病患者自然步态下赤足足底压力特征分析 [J]. 护理学报，2013, 20(7): 1-4.

[17] 严励，王永慧，杨川，等．非糖尿病人群足底压力的研究 [J]. 中山大学学报 (医学科学版), 2006, 27(2): 197-202.

[18] Armstrong DG, Peters EJG, Athanasiou KA, et al. Is there a critical level of plantar foot pressure to identify patients at risk for neuropathic foot ulceration?[J]. J Foot Ankle Surg, 1998, 37(4): 303-307.

[19] Lavery LA, Armstrong DG, Wunderlich RP, et al. Predictive value of foot pressure assessment as part of a population-based diabetes disease management program[J]. Diabetes Care, 2003, 26(4): 1069-1073.

[20] Owings TM, Apelqvist J, Stenstrm A, et al. Plantar pressures in diabetic patients with foot ulcers which have remained healed[J]. Diab Med, 2009, 26(11): 1141-1146.

[21] Wafai L, Zayegh A, Woulfe J, et al. Identification of foot pathologies based on plantar pressure asymmetry[J]. Sensors, 2015, 15(8): 20392-20408.

[22] Lazzarini PA, Crews RT, van Netten JJ, et al. Measuring plantar tissue stress in people with diabetic peripheral neuropathy: a critical concept in diabetic foot management[J]. J Diab Sci Tech, 2019,

13(5): 869-880.

[23] Patry J, Belley R, Côté M, et al. Plantar pressures, plantar forces, and their influence on the pathogenesis of diabetic foot ulcers: a review[J]. J Am Podiatr Med Assoc, 2013, 103(4): 322-332.

[24] Waaijman R, Bus SA. The interdependency of peak pressure and pressure–time integral in pressure studies on diabetic footwear: no need to report both parameters[J]. Gait & Posture, 2012, 35(1): 1-5.

[25] Wu Y, Wu Q, Dey N, et al. Learning models for semantic classification of insufficient plantar pressure images[J]. J Interact Multimed Artific Intellig, 2020, 6(1): 51-61.

[26] 黄玲晓 . 糖尿病人足底压力分布研究及其临床应用 [D]. 天津：天津科技大学 , 2017.

[27] Xu C, Wen XX, Huang LY, et al. Reliability of the Footscan® platform system in healthy subjects: a comparison of without top-layer and with top-layer protocols[J]. Biomed Res Int, 2017, 2017: 2708712.

[28] Hawkey A, Gardiner I. Raising heel height alters pressure distribution in experienced high-heel wearers[J]. J Sport Ther, 2015, 7(1): 5-10.

[29] 霍洪峰 , 陈旭 , 赵焕彬 . 竞技太极拳 (324B+3) 难度动作足底压力特征研究 [J]. 河北师范大学学报 (自然科学版), 2015, 39(5): 456-460.

[30] Putti AB, Arnold GP, Cochrane LA, et al. Normal pressure values and repeatability of the Emed® ST4 system[J]. Gait & Posture, 2008, 27(3): 501-505.

[31] Putti AB, Arnold GP, Cochrane L, et al. The Pedar® in-shoe system: repeatability and normal pressure values[J]. Gait & Posture, 2007, 25(3): 401-405.

[32] 范育飞 . 不同运动形式对足底压力影响的实验研究 [D]. 苏州：苏州大学 , 2012.

[33] 刘旗 , 王占星 . 现代脚部步态测试方法及生物力学最新研究进展 [J]. 中国皮革 , 2003, 32(14): 107-109.

[34] 韦启航 , 卢世璧 . 人体步态分析系统 : 足底压力测量系统的研制 [J]. 中国生物医学工程学报 , 2000, 19(1): 32-40.

[35] 袁刚 , 张木勋 , 张建华 , 等 . 足底压力分布测量系统及临床应用 [J]. 中国康复 , 2003, 18(1): 22-25.

[36] 邓晓楠 , 王人成 . 人体动态和静态地面反力检测系统的研制 [J]. 中国康复医学杂志 , 2006, 21(11): 1019-1021.

[37] 张光 . 研究一款新型专用足底压力检测装置 (基于压阻薄膜的足底压力检测仪)[D]. 成都：电子科技大学 , 2013.

[38] 杨庆 . 基于嵌入式系统的足底压力检测系统 [D]. 成都：电子科技大学 , 2010.

[39] 耿雪 . 糖尿病溃疡足压力测量软件平台设计与分析 [D]. 成都：电子科技大学 , 2010.

[40] Perry JE, Hall JO, Davis BL. Simultaneous measurement of plantar pressure and shear forces in diabetic individuals[J]. Gait & Posture, 2002, 15(1): 101-107.

[41] Caselli A, Pham H, Giurini JM, et al. The forefoot-to-rearfoot plantar pressure ratio is increased in severe diabetic neuropathy and can predict foot ulceration[J]. Diab Care, 2002, 25(6): 1066-1071.

[42] Tong JWK, Acharya UR, Chua KC, et al. In-shoe plantar pressure distribution in nonneuropathic type 2 diabetic patients in Singapore[J]. J Am Podiatr Med Assoc, 2011, 101(6): 509-516.

[43] Guldemond N A, Leffers P, Sanders A P, et al. Daily-life activities and in-shoe forefoot plantar pressure in patients with diabetes[J]. Diab Res Clin Pract, 2007, 77(2): 203-209.

[44] 王坤 , 吕肖锋 , 焦秀敏 , 等 . 糖尿病不同程度周围神经病变患者足底压力变化分析 [J]. 中国全科医学 , 2014, 17(22): 2607-2611.

[45] 邱轩 , 马超 , 田思宇 , 等 . 1 型糖尿病患者的足底压力变化及其相关因素分析 [J]. 河北医科大学 , 2021, 42(1): 17-22.

[46] 陈薇薇 , 张国锋 , 陈育宏 , 等 . 3D 打印减压鞋垫在糖尿病足防治中的临床应用 [J]. 同济大学学报 (医学版). 2018, 39(6): 76-81.

[47] 李世光 , 贾红毅 , 赵建波 . 糖尿病患者与健康人足底压力分布特征的比较 [J]. 中国糖尿病杂志 , 2013, 21(5): 439-441.

[48] Chatwin KE, Abbott CA, Reddy PN, et al. A foreign body through the shoe of a person with diabetic peripheral neuropathy alters contralateral biomechanics: captured through innovative plantar pressure technology[J]. Int J Lower Extremity Wounds, 2018, 17(2): 125-129.

[49] Al-Angari HM, Khandoker AH, Lee S, et al. Novel dynamic peak and distribution plantar pressure measures on diabetic patients during walking[J]. Gait & Posture, 2017, 51(2017): 261-267.

[50] Yavuz M. Plantar shear stress distributions in diabetic patients with and without neuropathy[J]. Clin Biomech(Bristol, Avon), 2014, 29(2): 223-229.

[51] Fernando M, Crowther R, Lazzarini P, et al. Biomechanical characteristics of peripheral diabetic neuropathy: a systematic review and meta-analysis of findings from the gait cycle, muscle activity and dynamic barefoot plantar pressure[J]. Clin Biomech(Bristol, Avon), 2013, 28(8): 831-845.

[52] Halawa MR, Eid YM, El-Hilaly RA, et al. Relationship of planter pressure and glycemic control in type 2 diabetic patients with and without neuropathy[J]. Diab & Metab Syndr: Clin Res & Rev, 2018, 12(2): 99-104.

[53] 严励 . 糖尿病患者足底压力检测的意义及影响因素 [J]. 中华医学杂志 , 2007, 87(26): 1808-1809.

[54] Obrien D L, Tyndyk M. Effect of arch type and body mass index on plantar pressure distribution during stance phase of gait[J]. Acta Bioengin Biomech, 2014, 16(2): 131-135.

[55] Pirozzi K, McGuire J, Meyr A J. Effect of variable body mass on plantar foot pressure and off-loading device efficacy[J]. J Foot Ankle Surg, 2014, 53(5): 588-597.

[56] Payne C, Turner D, Miller K. Determinants of plantar pressures in the diabetic foot[J]. J Diab Compl, 2002, 16(4): 277-283.

[57] Birtane M, Tuna H. The evaluation of plantar pressure distribution in obese and non-obese adults[J]. Clin Biomech(Bristol, Avon), 2004, 19(10): 1055-1059.

[58] 杨青，钱晓路，白姣姣，等 . 社区 2 型糖尿病患者足底压力及影响因素的调查分析 [J]. 中华护理杂志，2010, 45(4): 335-338.

[59] 肖辉盛，严励，陈黎红，等 . 糖尿病患者足底压力参数的改变及其影响因素 [J]. 中华医学杂志，2007, 87(26): 1825-1827.

[60] Pataky Z, Golay AM, Faravel L, et al. The impact of callosities on the magnitude and duration of plantar pressure in patients with diabetes mellitus. a callus may cause 18,600 kilograms of excess plantar pressure per day[J]. Diab & Metab, 2002, 28(5): 356-361.

[61] 孙皎，白姣姣，曹文群，等 . 社区糖尿病患者足底压力的调查 [J]. 上海医学，2010, 33(9): 857-859.

[62] 兰颖，王爱红，王玉珍，等 . 糖尿病患者足底胼胝去除前后局部压力的比较 [J]. 中华护理杂志，2005, 40(9): 675-676.

[63] 崔丽华 . 消渴病 (2 型糖尿病) 患者足底压力影响因素分析 [D]. 成都中医药大学，2016.

[64] Mohd Said A, Justine M, Manaf H. Plantar pressure distribution among older persons with different types of foot and its correlation with functional reach distance[J]. Scientifica, 2016, 2016: 1-7.

[65] Yu X, Yu GR, Chen YX, et al. The characteristics and clinical significance of plantar pressure distribution in patients with diabetic toe deformity: a dynamic plantar pressure analysis[J]. J Int Med Res, 2011, 39(6): 2352-2359.

[66] Crosbie J, Burns J, Ouvrier RA. Pressure characteristics in painful pes cavus feet resulting from charcot–marie–tooth disease[J]. Gait & Posture, 2008, 28(4): 545-551.

[67] Chuckpaiwong B, Nunley JA, Mall NA, et al. The effect of foot type on in-shoe plantar pressure during walking and running.[J]. Gait & Posture, 2008, 28(3): 405-411.

[68] Lu YC, Mei QC, Gu YD. Plantar loading reflects ulceration risks of diabetic foot with toe deformation[J]. Bio Med Res Int, 2015, 2015: 1-6.

[69] 刘新成，陈雁西，俞光荣，等．糖尿病伴足趾畸形的三维动态足底压力分析 [J]. 中华骨与关节外科杂志，2009, 2(6): 488-493.

[70] 连冠鑫．长期站立足底压力变化与鞋靴舒适性关系的研究 [D]. 西安：陕西科技大学，2013.

[71] Queen RM, Abbey AN, Wiegerinck JI, et al. Effect of shoe type on plantar pressure: a gender comparison[J]. Gait & Posture, 2010, 31(1): 18-22.

[72] Hastings MK, Mueller MJ, Pilgram TK, et al. Effect of metatarsal pad placement on plantar pressure in people with diabetes mellitus and peripheral neuropathy[J]. Foot & Ankle Int, 2007, 28(1): 84-88.

[73] 王玉珍，王爱红，刘彧，等．糖尿病足治疗鞋减轻了足底压力 [J]. 中国糖尿病杂志，2005, 13(6): 406-408.

[74] 蒋娅，李亚洁，谢翠华，等．2 型糖尿病病人足底压力影响因素研究 [J]. 护理研究，2013, 27(12): 4004-4006.

[75] 杨青．基于保护动机理论的综合护理干预对减轻 2 型糖尿病患者足底压力的研究 [D]. 上海：复旦大学，2010.

[76] McKay MJ, Baldwin JN, Ferreira P, et al. Spatiotemporal and plantar pressure patterns of 1000 healthy individuals aged 3–101 years[J]. Gait & Posture, 2017, 58: 78-87.

[77] Boyko EJ, Ahroni JH, Cohen V, et al. Prediction of diabetic foot ulcer occurrence using commonly available clinical information: the Seattle Diabetic Foot Study[J]. Diab Care, 2006, 29(6): 1202-1207.

[78] Qiu X, Tian DH, Han CL, et al. Plantar pressure changes and correlating risk factors in Chinese patients with type 2 diabetes: preliminary 2-year results of a prospective study[J]. Chin Med J, 2015, 128(24): 3283-3291.

[79] Qiu X, Tian DH, Han CL, et al. Risk factors correlated with plantar pressure in Chinese patients with type 2 diabetes[J]. Diab Tech & Ther, 2013, 15(12): 1025-1032.

[80] 欧阳济．基于智能鞋系统的糖尿病足综合症监测研究 [D]. 广州：华南理工大学，2020.

[81] Shu L, Mai KY, Tao XM, et al. Monitoring diabetic patients by novel intelligent footwear system[C]//2012 International conference on computerized healthcare (ICCH). IEEE, 2012: 91-94.

[82] Wang D, Ouyang J, Zhou P, et al. A novel low-cost wireless footwear system for monitoring diabetic foot patients[J]. IEEE Transactions on Biomedical Circuits and Systems, 2020, 99: 1-11.

第二节　糖尿病足智能分级管理平台应用方法与效果分析

在上一节我们已经对国内外糖尿病信息化管理、糖尿病足智能管理的现状和智能可穿戴设备的设计与应用进行了描述，并且对糖尿病足智能分级管理平台的结构、功能进行了相应的介绍，本节重点介绍该平台的应用方法、效果以及信息管理平台的安全性、可行性。

一、糖尿病足危险因素智能分级管理平台应用方法

在纳入平台管理前，我们需要对患者及其家属讲解平台使用的目的、作用、使用方法以及患者需要配合的地方并签署知情同意书。患者进入平台后，管理员对患者进行评估，主要包括足部高危因素筛查、糖尿病相关知识评估、身高、体重、BMI、生化检查结果及糖化血红蛋白，再对患者的饮食、运动、药物等开展面对面健康指导，制订个体血糖控制目标、饮食计划，指导患者将居家血糖上传至平台的方法，有问题如何线上咨询，同时指导患者在平台上学习糖尿病相关知识，定期到医院复查足部高危因素、体重、BMI、生化检查结果、糖化血红蛋白等，复诊时可现场咨询。

二、智能分级管理平台的应用效果

平台从 2015 年 10 月开始使用，已经纳入了 1111 名糖尿病患者，上传血糖总数 19 036 次、医患交流总数 3759 次、血糖总数 377 次、制定健康处方总数 86 次，足部高危因素 0 级、1 级、2 级、3 级人数分别是 380 名、124 名、125 名、146 名。研究团队中胡申玲等运用糖尿病足管理平台对 97 例患者进行干预研究，对照组是常规教育 + 电话随访；试验组是常规教育 + 电话随访 + 平台管理，其中平台

管理包括糖尿病足筛查服务、智能提醒和个性化教育。干预 6 个月后，两组患者的足部高危因素筛查结果、足部护理知识得分、足部破损率、代谢指标（血糖、糖化血红蛋白、血压、血脂四项等）的比较有统计学差异。试验前，试验组患者的糖化血红蛋白达标率是 26%，干预后糖化血红蛋白达标率是 78%，试验组患者足部破损发生率低于对照组（$P < 0.05$），通过使用平台对患者进行综合管理后取得了显著的效果。

智能分级管理平台应用流程见图 5-2-1。

三、糖尿病信息管理平台应用的科学性、安全性和有效性

1. 科学性

该平台是借助当前成熟的互联网技术将 2008 年美国 ADA 足部管理专案小组对糖尿病足高危因素分级意见的文本语言转化为计算机语言，其筛查工具也是依据 ADA 推荐的，分级根据是糖尿病患者足部高危因素（周围神经病变、血管病变、足溃疡史或截肢史等），这些高危因素在多项研究中被引用，具有一定的科学性。

2. 安全性

平台建设是采用先进的项目管理方法，保密核心技术，由本院信息中心进行监控与管理，为患者的隐私安全提供了保障。平台不涉及患者治疗方案的更改，因此不会威胁到患者的生命安全。

3. 有效性

之前的糖尿病足高危因素采取的是人工分级与管理，需要花费更多的人力和时间，借助平台来进行分级与管理后，可以让医护人员和患者都能更加直观地看到足部高危因素的级别。自平台建立到目前已有近 1000 多名患者，与患者进行线上交流达 3759 次，在平台管理下的患者血糖、足部高危风险级别等都得到了较好的改善。

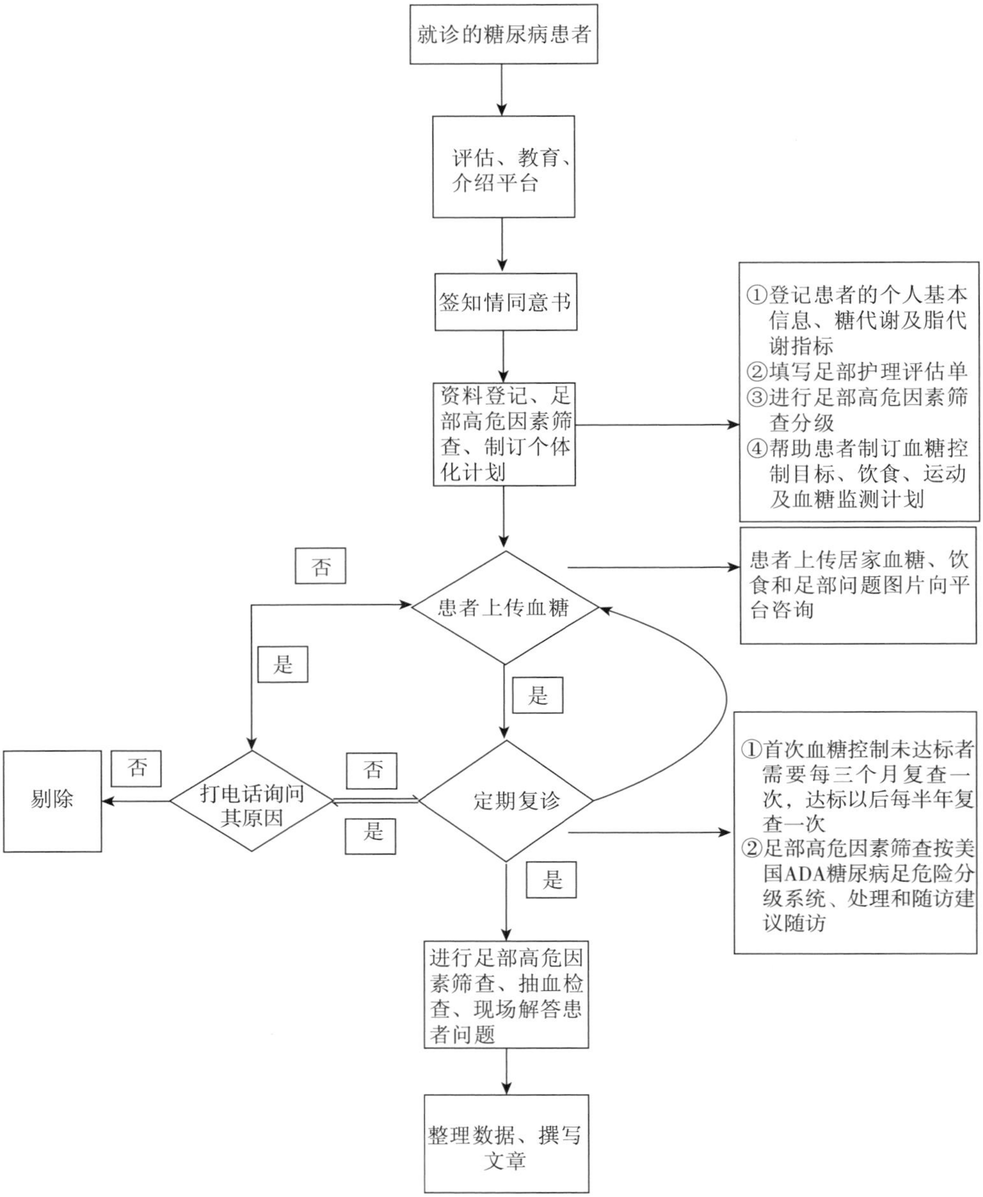

就诊的糖尿病患者

评估、教育、介绍平台

签知情同意书

资料登记、足部高危因素筛查、制订个体化计划

①登记患者的个人基本信息、糖代谢及脂代谢指标
②填写足部护理评估单
③进行足部高危因素筛查分级
④帮助患者制订血糖控制目标、饮食、运动及血糖监测计划

患者上传血糖

否

是

患者上传居家血糖、饮食和足部问题图片向平台咨询

是

剔除

否

打电话询问其原因

否

是

定期复诊

①首次血糖控制未达标者需要每三个月复查一次，达标以后每半年复查一次
②足部高危因素筛查按美国ADA糖尿病足危险分级系统、处理和随访建议随访

是

进行足部高危因素筛查、抽血检查、现场解答患者问题

整理数据、撰写文章

图 5-2-1　智能分级管理平台应用流程

（胡申玲　徐玲丽　刘宜菀　叶倩呈）

第三节　糖尿病足智能化管理的优势和局限性

一、糖尿病足智能化管理的优势

1. 糖尿病足智能化管理对患者 BMI、BP 的影响

刘岩等在对糖尿病足患者自我管理能力的研究中发现，通过智能化的管理能有效协助患者将 BMI 和 BP 控制在合理范围内。

2. 糖尿病足智能化管理对患者血糖管理情况的影响

陶红等在 2010 年应用糖尿病远程网络管理改善了患者的代谢指标，网络管理组低血糖事件（15.3%）较常规门诊组（31.0%）明显减少（$P < 0.05$），并且网络管理组血糖变异系数低于常规门诊组（$P < 0.01$）；周佩如等借助糖尿病血糖管理平台实施远程管理,改善了患者的代谢指标并减少了低血糖的发生。

3. 糖尿病足智能化管理对患者治疗依从性的影响

通过糖尿病足的远程管理可以及时准确地了解患者的情况，同时给予患者相关的知识和督促患者定期复诊并进行筛查等，从而提高患者的依从性。有研究显示，患者出院后的各项足部自护行为评分和足部健康情况都优于非远程智能化管理患者。目前对糖尿病患者足部护理的研究多数偏重于糖尿病足溃疡被动治疗，干预工具多借助电话随访，很少对患者进行系统的干预管理。对于出院后的患者，在门诊复诊的诊疗过程中，多数医生只关注患者的血糖控制、药物治疗等，很少对糖尿病患者的足部情况进行检查，除非患者主诉有足部问题时才会引起医生的关注，而此时患者往往已发生了足部的破损或感染等，还有部分患者即使已经发生足溃疡也未按时到医院进行复查，会增加再次发生足溃疡的风险。随着智能和互联网的发展，可应用移动互联网技术对存在糖尿病足高危因素的患者进行分级管理，借助平台提醒患者定期复诊并进行筛查、加强教育，提高患者依从性。

二、糖尿病足智能化管理的局限性

虽然在前期研究过程中显示糖尿病患者足部高危因素智能分级管理平台对提高患者足部护理知识、改善糖尿病自我护理行为、改善足部日常自我护理行为及糖代谢均有效，可帮助患者降低足部破损率，但是在平台运用过程中仍然存在以下局限性。

1. 人群特色

糖尿病患者，尤其是足病患者以老年人居多，而平台管理需要患者自己或者家属可以使用智能设备并会上网，虽然有些患者家属同意帮助患者上传血糖，但是家属的主动性比较差，导致部分血糖不能及时上传到平台上，无法及时了解到患者低血糖发生的情况，使远程医疗管理相对较困难。

2. 专业人员缺乏

平台管理需要耗费较大的人力，在目前护士缺乏的环境下，无法做到专人专管，同时有些护士对互联网管理的应用还未完全接受，导致在平台管理上积极性不高。

3. 技术不成熟

目前国内外关于糖尿病信息管理的平台有很多，但是缺乏一个统一标准和管理规范，患者个人信息安全管理有待进一步加强。

4. 经济问题

信息化医疗模式的开始，不仅要增加技术开发的投入，而且还会增加医务人员的工作量，相应的费用也会增加，再加上延续护理还未纳入医疗保险的范畴，由此可能会增加患者的经济负担而影响推广应用。

（胡申玲　徐玲丽　刘宜菀　叶倩呈）

参考文献

[1] 刘岩 . 基于远程医疗体系管理糖尿病足患者的优势研究 [D]. 济南：济南大学 , 2019.

[2] 谢晓宁 , 王晓静 , 赵冬 , 等 . 互联网 + 血糖管理模式在糖尿病足患者教育管理中的应用 [J]. 中国医药导报 , 2020, 17(26): 157-160.

[3] 陶红 , 张爱琴 , 程玉文 , 等 . 糖尿病远程管理系统的应用及对代谢指标的改善作用 [J]. 中国慢性病预防与控制 ,2011,19(5):452-455.

[4] Zhou P, Xu L, Liu X,et al. Web-based telemedicine for management of type 2 diabetes through glucose uploads: a randomized controlled trial[J]. Int J Clin Exp Pathol, 2014，7(12): 8848-8854.

[5] 伍莎 , 易琦峰 , 肖倩 , 等 . 移动健康在糖尿病足延续护理中的应用进展 [J]. 解放军护理杂志 , 2021, 38(3): 53-56.

第四节　糖尿病足智能化管理典型案例分析

患者王某某，2017 年 4 月因口干伴体重下降 1 个月来院就诊。近 1 个月体重减轻 5 kg，门诊查空腹血糖 15.5 mmol/L，糖化血红蛋白 13.1%。既往有“脂肪肝”病史 9 年，20 年前曾有头部石头撞击伤，否认“高血压病、冠心病”等慢性病病史，有吸烟史 20 余年，约 1 包 / 天，偶尔饮啤酒。身高 180 cm，体重 78.5 kg，BMI 24.1 kg/m^2，足部危险因素分级 0 级。

住院期间教育护士对患者进行了饮食、药物、血糖监测及足部自我护理知识指导，帮助患者制订个体化血糖控制目标和饮食计划，并指导患者出院后上传居家血糖情况，在平台上根据患者血糖情况进行线上交流。患者出院后 3 个月和 6 个月的糖化血红蛋白分别为 8.2% 和 6.4%，6 个月后的足部危险因素分级 0 级，未发生足部破损。表 5-4-1 至表 5-4-3 是患者住院期间、出院 1 周、出院 3 个月的血糖变化情况。

表 5-4-1　住院期间的血糖变化（mmol/L）

血糖数据　　血糖趋势图

日期	空腹	早餐后	午餐前	午餐后	晚餐前	晚餐后	睡前	凌晨
2017-05-04	5.8	8.1	5.1			9.8	4.8↓	
2017-05-03	6.9			8.6	7.5↑	7.9	6.2↓	
2017-05-02	5.8	5.7	6.2		8.5↑	8.7	7.5	6.0
2017-05-01	6.2	8.1	8.4↑	5.9	6.3	9.2		
2017-04-30	6.8	8.2	4.8	14.8↑	6.1		6.1↓	
2017-04-29	8.0↑	10.9↑	5.8		5.8		9.8	8.6
2017-04-28	8.4↑		11.2↑	14.6↑	8.3↑		5.2↓	
2017-04-27	9.1↑	15.0↑	11.3↑	13.2↑	7.7↑	8.8		
2017-04-26		20.3↑		16.9↑	14.1↑	13.2↑		

表 5-4-2　出院后 1 周内血糖变化情况（mmol/L）

血糖数据　　血糖趋势图

日期	空腹	早餐后	午餐前	午餐后	晚餐前	晚餐后	睡前	凌晨
2017-05-14		7.4						
2017-05-13	4.7	6.6						
2017-05-12	5.4							
2017-05-11	5.2	5.8		6.8				
2017-05-10				5.9		9.2		
2017-05-09				4.3↓		8.3		
2017-05-08	4.7			6.4		5.8		
2017-05-07					7.0		5.8↓	
2017-05-06	6.2	8.2	5.0	8.2			7.2	
2017-05-05	5.0	5.1		5.8			5.7↓	

表 5-4-3　出院后第 3 个月的血糖情况（mmol/L）

血糖数据　　血糖趋势图

日期	空腹	早餐后	午餐前	午餐后	晚餐前	晚餐后	睡前	凌晨
2017-07-13	4.7	5.6				7.1		
2017-07-12		9.6		6.4				
2017-07-11							5.5↓	
2017-07-10		8.2						
2017-07-09	5.7	6.0					5.3↓	
2017-07-08								
2017-07-07						5.7		
2017-07-06	5.0					6.9		
2017-07-05	5.7	4.9↓						

表 5-4-4　出院后第 6 个月的血糖情况（mmol/L）

血糖数据　　血糖趋势图

日期	空腹	早餐后	午餐前	午餐后	晚餐前	晚餐后	睡前	凌晨
2017-11-09								
2017-11-08		5.8						
2017-11-07								
2017-11-06	6.1			6.4			9.5	
2017-11-05	5.5			7.2				
2017-11-04	6.5			11.4↑				
2017-11-03								

（胡申玲　徐玲丽　刘宜菀　叶倩呈）